辨证论治十讲

傅元谋　曾俊辉——— 著

人民卫生出版社

·北　京·

图书在版编目（CIP）数据

辨证论治十讲 / 傅元谋，曾俊辉著 .-- 北京：人民卫生出版社，2024.11.--ISBN 978-7-117-37162-9

I. R241

中国国家版本馆 CIP 数据核字第 2024Y48N30 号

| 人卫智网 | www.ipmph.com | 医学教育、学术、考试、健康，购书智慧智能综合服务平台 |
| 人卫官网 | www.pmph.com | 人卫官方资讯发布平台 |

辨证论治十讲
Bianzheng Lunzhi Shijiang

著　　者：傅元谋　曾俊辉
出版发行：人民卫生出版社（中继线 010-59780011）
地　　址：北京市朝阳区潘家园南里 19 号
邮　　编：100021
E - mail：pmph @ pmph.com
购书热线：010-59787592　010-59787584　010-65264830
印　　刷：北京铭成印刷有限公司
经　　销：新华书店
开　　本：710×1000　1/16　印张：11　插页：2
字　　数：158 千字
版　　次：2024 年 11 月第 1 版
印　　次：2024 年 12 月第 1 次印刷
标准书号：ISBN 978-7-117-37162-9
定　　价：49.00 元

打击盗版举报电话：010-59787491　E-mail: WQ @ pmph.com
质量问题联系电话：010-59787234　E-mail: zhiliang @ pmph.com
数字融合服务电话：4001118166　E-mail: zengzhi @ pmph.com

傅元谋

全国伤寒学专家，川派伤寒学术流派代表医家，川派伤寒第三代传人，四川省名中医，四川省有突出贡献专家，成都中医药大学教授，主任中医师，历任基础部主任兼医史博物馆馆长、教务处处长、研究生处处长。致力于以《伤寒论》为代表的中医理论与临床研究60余年，专注中医辨证论治，深入研究六经辨证论治体系。临证精于六经辨证论治，尤长于平脉辨证，擅治呼吸系统疾病和消化系统疾病，兼及妇儿疾患。代表著作有《许叔微伤寒论著三种》《日本汉方医学精华》《伤寒论读本》《四川名家经方实验录》《听名师讲伤寒论》等。

曾俊辉

川派伤寒傅元谋传承工作室成员，川派伤寒学术流派第四代传人，中华中医药学会学术流派传承分会青年委员，世界中医药学会联合会疫病专业委员会常务理事。师承川派伤寒学术流派代表医家傅元谋教授，深得其传。专注研习以《伤寒论》为核心的经典理论与临证辨治。临证首重脉法，脉症合参而知病证之"机要"，擅用经方治疗内科、妇科、儿科及男科常见病症。

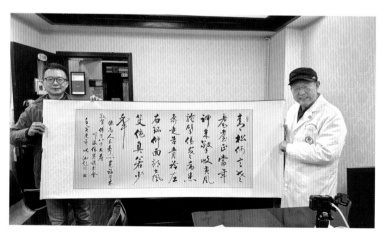

傅元谋教授八十大寿川派伤寒读书会赠礼
右：傅元谋；左：曾俊辉

"川派伤寒读书会"于2017年由中医医师、中医学者、各阶段中医学子以及各层次中医爱好者、中华传统文化爱好者依托成都中医药大学伤寒教研室及四川省中医药管理局巴蜀伤寒学术流派工作室的教学资源、临床资源、智力资源，自发组织成立，旨在复兴、传承、推广传统中医（特别是"巴蜀伤寒"学术流派）、中华传统文化，并提高成员的传统中医学术及临床水平、中华传统文化修养。

傅元谋教授为四川省名中医，川派伤寒学术流派代表医家，长期致力于以《伤寒论》为代表的中医理论与临床研究，对六经辨证论治体系有深入研究，精深于六经辨证论治，尤长于平脉辨证。

本书内容源于"川派伤寒读书会"傅元谋教授与学生之间问答、讨论的集录——从辨证论治开展至学术路线厘析，曾以"辨证论治漫谈"为题作为视频专辑发布于互联网，现经整理，更名为《辨证论治十讲》于此。

傅元谋教授基于其川派伤寒学术思想、临证经验及生活体验，结合经典医籍原文、仲景经方、仲景用药、仲景辨脉、仲景辨治等，围绕"辨证论治"专题讲解了"辨证论治"的内涵、外延，以"八法解表"为载体示例了辨证论治的灵活运用，指导如何学好用好辨证论治；分析了整体观与辨证论治的关系，举例了《黄帝内经》《难经》《伤寒论》中"辨证论治"相关内容；从傅氏小青龙汤、傅氏温阳散结汤等相关方药深化示例"辨证论治"原理应用；从四季交替、升降变化的角度联系"辨证论治"；介绍了川派伤寒代表医家陈西庚、冉品珍、陈治恒等；归纳了温阳除湿法临证应用。其讲解深入浅出，语言通俗易懂，可读性强，供读者朋友们阅读参考。

需要说明的是，为原汁原味呈现名老中医学术思想及经验体会，对傅元谋教授相对口语化的表述及方言，予以保留，敬请读者注意。

感谢参与本书编辑整理的各位（排名不分先后）：陈凌云、宋端芳、吕芝丹、姚佳、刘艳、黄韵、陈煊煊。

为进一步提高图书质量，以供再版时修订完善，敬请读者、专家提出宝贵意见，深表感谢。

傅元谋　曾俊辉

2022 年 7 月

目　录

第五讲
谈《黄帝内经》《难经》与辨证论治 ·············· 55

第六讲
谈《伤寒论》与辨证论治 ·················· 85

第七讲
谈病、方、药 ·· 101

第八讲
谈"川派伤寒" ·· 123

第一讲

辨证论治漫谈

体现了"整体观"的"辨证论治"

曾俊辉：辨证论治是中医认识和治疗疾病的基本原则。学习中医首先需要对辨证论治有一定的认知。有请傅老师给大家讲一讲"辨证论治"。

傅元谋：好，我来讲一下"辨证论治"。

一般认为，辨证论治是中医学的两大特色之一。中医学有两大特色，第一是"辨证论治"，第二是"整体观"。但是我认为，真正的辨证论治必须结合整体观，那么中医学的特色就一个：体现了"整体观"的"辨证论治"。

辨证论治，很多人都在讲，但是怎么去理解，则各有不同。通常在讨论这个问题的时候，可以把它分成两个部分：一个是"辨证"部分，一个是"论治"部分。这两个部分实际上是密不可分的，但是为了便于讨论，我们就分成两个部分。

中医重辨证，西医重辨病

傅元谋：先说"辨证"部分。"辨证"说得通俗一点儿就是"认识疾病"：这是个什么病？

中医思维跟西医思维不完全一样，西医先要得出一个病名。如果是感染性疾病，就要把这个病原微生物找到，确定下来，才能考虑治疗。这是西医的诊治思路。简单来说，西医非常强调辨"病"论治，先把"病"确定；感染性疾病先要把病原微生物确定，然后才能再来说治疗。

中医诊治的核心环节是"辨证"。

"证"是疾病的一个客观存在，是疾病的阶段性本质。西医不谈"证"，中医就要谈，而且重点关注。它是中医诊治疾病的一个核心概念。

那么，什么是"证"？讲"辨证论治"首先就要把这个"证"说清楚。"证"可以说是疾病全过程中一种相对静止的阶段性本质。整个疾病的状态是在不断发展变化的，而整个疾病是由相对静止的证串联而成的疾病全过程。

比如一个人得了感冒,感冒从开始到痊愈就是疾病的全过程,而感冒不同的阶段就可以分为不同的证。感冒的初期阶段,它相对独立、静止,就可以划分为一个片段,就是一个证。这个证按《伤寒论》的定义就叫"太阳病"。这就是中医所说的"证"的概念。也就是说,"证"是中医认识疾病的一种特有的、很重要的概念。

辨证的资料:脉症、病史、三因制宜及相关认识

傅元谋: 辨证就是认识证的过程、方法。那么,中医怎么才能认识证呢?就是根据疾病的现象去推理。中医通常把疾病的现象称为脉症。所以辨证就需要首先收集脉症资料。脉症实际上包括了四个方面:症状、体征、舌象、脉象。

辨证的第一个方面是症状。症状就是患者"自我感觉的疾病现象"。注意,症状是患者"自我感觉的"疾病现象。西医学里面往往不承认症状,或者认为症状不客观、不可客观量度,但中医非常重视症状。比如前面提到的太阳病。太阳病最典型的表现是"脉浮""头项强痛""恶寒"。这里面头痛、恶寒就是症状,患者不讲的话,医生看不出来。最近有人研究病毒性肺炎在南方和北方、中医和西医的视角下临床表现的不同。其中,有一个常见症状在西医和中医之间就有比较大的分歧:恶寒。西医不认为恶寒是一个临床表现,觉得它不客观。但是中医就认为恶寒这个症状非常有辨证意义,所以临床中医师一看有恶寒这个症状赶快就记录下来了。

第二个方面是体征。对于体征,中医、西医看法比较一致,认为有临床意义。比如说发热,大家都承认。当然,实际上中医、西医对发热的认识还是有区别。这里先不讨论这些区别,至少刚才讲的南方、北方、中医、西医在认识病毒性肺炎患者临床表现的时候,大家对存在发热这个体征都没异议,都认为有,而且占的百分比还比较高。

第三个方面是舌象。这是中医学比较特殊的认识疾病的方式。虽然

西医也有人看看舌头，但是没有把它作为一个常规的诊察方式，而中医是把它作为一种常规的诊察方式。实际上，舌诊在中医实际临床应用到现在已经有两千多年历史了。

第四个方面是脉象。脉象是脉诊的结果。脉诊早在《黄帝内经》时代就已经开始了，尽管那个时候用得不是很普遍。脉诊正式在临床上得到广泛应用，应该还是从张仲景时代开始的，也有差不多两千多年历史了。中医对脉症的收集有一个重大原则就是四诊合参。如果缺一诊，像脉象这样一个非常重要的诊断资料没有，那么，辨证就可能有些欠缺！

辨证所需要的资料里面，脉症是最直接的资料，还有一些相关资料，这是通常所说的病史，包括家庭史、个人病史等。

另外，中医在辨证论治中还比较重视"三因制宜"的相关资料，比如说季节、地理环境等。虽然这些资料我们不一定写到纸上，但实际上在收集辨证资料的时候是不可缺少的。最后，还有一部分就是医生对疾病的认识。对于这个病、这个症相关的一些知识，比如，疾病发生发展一般规律。中医辨病，也要用到辨证论治这个过程里头来，这就是中医辨证论治所需要的资料。

❧ 辨证过程 ❧

傅元谋：收集资料过后呢，就要分析这些资料。注意，要用中医理论去分析，不是用西医理论去分析，用西医理论去分析得不出中医的证。中医的证是用中医理论去分析临床资料之后得出的一个结论。

比如，恶寒这个症状，我们中医认为它可靠、可用。为什么呢？

首先就是刚才讲的四诊合参。如果患者有恶寒的感觉，同时他的脉象又出现一个浮脉，那么，基本上就可以认为他的表证在临床表现上是成立的。

再说恶寒，按照中医理论应该怎样来看待呢？中医理论认为，人不恶寒就是因为人体内有一种气，叫作卫气。卫气行于体表就能够起到温煦身体的作用，所以在正常情况下，人就不会觉得怕冷，就没有恶寒的感觉出现。但当我们感受了病邪以后，病邪就会妨碍卫气的正常布散，卫气不能正常布散，体表不能得到正常的温煦，于是出现一种恶寒的现象。从中医理论来说，恶寒产生的机理是：由于感受了外邪，导致了体表运行的卫气不能正常地布散所导致的。这种分析方法就是用中医观点去分析、认识这个症状的病理。把众多症状的病理逐一分析之后，就要归纳找到它们的共性，或者说共同指向性、共同可能性。也就是说，很多症状各自有各自的病理，医生把这些病理归结起来找出一个共同的内容，这就是所说的"病机"。

病机的定义：机者，要也

傅元谋：什么是"病机"？在中医学里头也有不同的看法。

比如说，中医药高等教育教科书《中医基础理论》说病机是疾病发生、发展、变化的机理。该定义从中医学的角度看还有待完善。

首先，"机"在古代没有"机理"这个解释。其次，如果按照上面定义理解：只有两个人的症状完全一样，两个人的病机才相同；只要有一个症状不一样，那他们的病机就不一样。你有这个症状，我没得这个症状，那从这种定义上来看，病机就会有差异，但事实上临床疾病同一病机在表现上是有多样性的。有的时候这个差异性还比较大，所以如果把"病机"理解为疾病发生发展变化的"机理"是不符合中医学认识的。

那么，该怎样去认识病机呢？

中国古代有一个医家叫张景岳，他对病机下了一个定义，简单扼要，但是充分体现了病机的实质："机者，要也。"

"要"就是关键环节。认识这个疾病某一时期的某个证，就是把各个症状分析后进行归纳。如何把这些症状都统一起来，哪个是最关键的环节，而这个最关键的环节就是"要也"。

比如说，刚刚得了感冒，患者出现"脉浮、头项强痛、恶寒"，当我们把这些症状分析过后得出一个结论：这个患者的核心问题就是卫气闭郁，不能发挥它的正常功能，那么这个判断就是它的病机。当然，对于这个病机的表述不一定只有这一种病机术语，我们可以用其他语言去表述，但实际上核心问题就是这么一回事儿。比如，我刚才讲"卫气闭郁，不能发挥它的正常功能"，张仲景就把它叫作太阳病。那么，太阳病的病机是什么？就是卫气闭郁了，不能正常布散。这就是我们所说的病机。当然，在病机相同的情况下，可能还有一些枝节问题不完全一致，有的人可能还有咳嗽的现象，有人可能还有鼻子不通的现象，那就是属于枝节问题了。我们可以在病机共同的前提下，继续再分析这种细致的问题。这就是辨证。

❀ 病机构成要素 ❀

傅元谋：一般来说，病机包括几个要素：因、位、势、性、机。

"因"是病因。证的直接病因跟实际感受引起整体疾病的病因是有区别的。比如，病毒性肺炎从西医学的角度来看就是感受了某种病毒，中医不重点关注是哪种病毒，而是根据患者的临床表现分析属于中医学中哪种病机，哪种病因。这种分析方法就叫作"因发知受"，根据表现出来的现象来分析它是属于什么病变。前面提到，总体来说外感病初期病因是由于卫气闭郁，但是引起卫气闭郁，有感受风寒病邪的，有感受风热病邪的，这个风寒病邪、风热病邪就是中医根据患者的临床表现分析得出来的，这就是"因"。

"位"是病位。中医的病位首先是五脏定位：病在心、肝、脾、肺、肾哪一脏。除了五脏定位以外，还有表里定位：是在表还是在里。比如，刚才讲的感冒初期，从中医五脏定位来讲就定在肺。因为肺主皮毛，病在皮毛。如果从营卫气血这个定位来讲，它就在卫分、气分，这就是在表，这就是"位"。

"势"是病势，包括两层意思。中医认为，疾病是邪正相争的结果，那么这个"势"的第一层意思就是预测邪正斗争哪一方有胜利的可能。如果正气有胜利的可能，那就说明这个病可以自己好，向愈。反过来，如果邪气有胜利的可能，这个病就会加重。这是第一层意思。

第二层意思：中医认为，疾病是邪正相争的结果，所以根据疾病表现出来的现象我们可以判断这个疾病的走向是出表还是入里。比如：前面说了太阳病，"脉浮，头项强痛而恶寒"这一组症状主要是偏外、偏上，如果出现这一组症状就说明正气是在向上、向外祛除病邪。反过来讲，出现腹痛、下利就是向内、向下。从中医学的角度看，向上、向外肯定算是个好事。所以，中医在治病的过程中，比如有些病吃了药过后出现咳嗽加剧，但是痰容易排出来，我们认为是好事情，因为这是把邪气向上向外祛除出去。这是"势"。

"性"可以理解为病性，一般是从八纲上头来谈，也可以从疾病发展阶段来谈。也就是说，阴阳、表里、寒热、虚实，它的总体性质是什么。从大的角度来讲：属阳的、属表的、属实的是相对好的；属阴的、属里的、属虚的是相对比较重的。

最后一个"机"是病机中的"机"。为什么要谈到这个问题呢？因为疾病往往不是单纯的，而是一个复杂的过程。比如刚才讲到的太阳病，"脉浮，头项强痛而恶寒"，这是单一的过程，是太阳病这个证，属于简单病机、单一病机的证。但是很多时候证是比较复杂的、多方面的、多要素的，也就是说，是多病机复合体、复杂病机，症状上、现象上，既有表的又有里的。比如，我们举个简单的例子。太阳病，"脉浮，头项强痛而恶寒"，再出现下利。这个下利肯定是属于里的问题，那么我们就要判断了：既有表的问题又有里的问题，哪个是主要的？表的问题是主要的？还是里的问题是主要的？有的时候可能表的问题是主要的，这种情况下，里的问题我们可以不考虑或者连带考虑，先把表治了。有可能表治了之后，这个腹泻的问题也解决了，这就是复杂的情况下要判断哪个病机为主。反过来，如果这个里的问题表现得特别严重，一天都拉了十几次，拉的全是水。这时候不考虑里的问题就不现实，那么就要考虑里的问题，甚至要把里的问题放到首要地位。

所以，病机，从中医学的角度来讲，就有"因、位、势、性、机"这五个要素。如果把这些要素都考虑到了，那么，对疾病的认识就基本上到位了。

❧ 辨证与论治 ❧

傅元谋：接下来说说"论治"。

有这么一个观点，是说："论治是根据辨证的结果来的。"这个观点没有错，但是这并不等同于："辨证出来了，论治就自然出来了。"既然要"论"，我们就要讨论针对这个辨证的结果，该怎么去治疗。

这里先澄清一点：辨证出来了是不是论治就出来了？证和治是不是一一对应？我认为不是。换一句话说，同一个证，它的治法可能有多种，那么，我们就要讨论哪一种治法在目前情况下算是比较好的。所以为什么叫"论治"，就是要论。我也不赞同"辨证施治"这种提法。辨证施治偏向于一对一，一证只有一治。

过去在讲中医辨证论治常常会举一个例子。说什么呢？讲："中医的辨证论治是同病异治、异病同治。"这种现象在中医里头存在，实际上在西医里头也存在。西医的青霉素可以治好多病，那不是"异病同治"嘛？所以用"同病异治""异病同治"来讲是中医辨证论治的特点，也是需要进一步商榷的。

《中医基础理论》教材说，为啥子有同病异治？因为在疾病的不同发展阶段，证有不同。这确实是中医认识疾病的一个特点。西医是辨病论治，从开始到结束几乎都是一个方案。中医不是这样，在一个疾病的初起阶段、中期阶段、末期阶段，它的证不一样。还是以病毒性肺炎为例，初起阶段病在卫分，中期阶段可能病在气分，末期阶段有可能病在血分或者病在肝肾。前面讲过，病机包括"因、位、势、性、机"，这些不同就导致整个病机不一样了。病机不一样它的治法就不一样，这是同病异治。那么，异病同治呢？不同的疾病在发展过程中可能出现相同的病机，所以他们治法相同。大家注意，把这两个综合起来是不是就得出这么一个结论：病机相同，治法相同？固然确实存在病机相同，治法相同，但是也存在病机相同，治法不同的情况。所以我就说，同病异治、异病同治并不能完全反映中医学的特点，不能把辨证论治认为一个机，即一个证，只有一个治法。

证同治异：治疗目标不同

傅元谋：为什么会存在证同治异呢？

治疗的目的不一样，治法不一样。同样一个病机，在治疗它的时候至少有四个目的。

第一个目的：消除病机。这个大家都愿意，患者也愿意，医生也愿意。有的时候也确实办得到。比如，"太阳之为病，脉浮，头项强痛而恶寒"，确实办得到，可以把病机消除了。但不是所有的情况下，我们都做得到消除病机。

于是，就有治疗的第二个目的：改善病机。这个病机整个我消除不掉，但是我让它不那么严重，变得轻一点儿、变得让患者能够承受一点儿，这就叫改善病机或者叫部分消除病机。比如说，过去叫"老慢支"，现在叫"慢性阻塞性肺病"，这病能根治吗？不能。但是我们可以通过治疗把它的严重程度改善了，让患者能够基本上维持正常的生活，这就是改善病机。

第三个目的，有时候连改善都说不上，我们叫"控制病机"：不让它发展。换句话说，让患者能够多活一些时日。这个话说起来不好听，但事实就是如此。比如说，对癌症的治疗就有两种观点嘛：一种就是把癌症杀了，就是消除病机嘛；另一种就是把它控制住，不让它发展，用今天的话来说叫作"与癌症和平共处"。你在我体内我不惹你，你也不要来惹我，我们共同生活在一个机体内。

第四个目的，治疗的重点不在于针对病机，而是为了进一步弄清楚这个病机是什么，即"以治为试""以试为治"。所以前面讲了，就是辨证与论治不可能截然划分，有时候在治疗的过程中，我用的一些方法，其目的不全在治病，还在进一步弄清楚它的病机是什么。

随着治疗目标的不同，当然治法就不一样。所以为啥子同一个证有不同的治法，第一个就是因为治疗的目标不同。

证同治异：治疗路径不同

傅元谋：目标定了，在论治的过程中间，路径选择有可能不同。条条道路通北京。我要到北京不是一条路嘛，坐飞机去可以，坐火车去也可以；坐火车可以走宝鸡方向，现在也可以走武汉方向。这就是"路径不同"。

中医治病路径大概可以分为两类。

一是"直接针对"。病机是啥子，我直接针对这个病机。比如，感冒初期，它的病机是卫气闭郁，那么我们直接针对卫气闭郁，把卫气闭郁的状态消除掉。这就是直接针对。用中医术语讲就叫"辛温发汗"。用辛温发汗的方法来解除卫气闭郁的这种状态就叫"直接针对"。

二是"间接针对"。"间接针对"路子就比较多了。

第一，从它的生理相关性考虑。关于生理相关性，举一个简单的例子：卫气的布散除了卫气本身以外，它跟肺有关，所以我也可以不直接宣散卫气，而去宣肺，使肺的功能正常以后卫气也就正常了。还有营气和卫气常常相伴而行，在治疗中我不直接只去治卫气，我去治营气，也能够使卫气闭郁的状态解除达到治疗的目的。这就是利用生理相关性的间接针对。在中医学里头这种例子还比较多。叶天士是在中医学发展中有突出贡献的一位医家，创立了"卫气营血辨证"理论。在论治方面，他有这么几句话。"在卫汗之可也"，这是我们讲的直接针对。"到气才可清气"，病在气分，清气是直接针对；病在气分不清气而是继续发散，这就不是直接针对，而是间接针对：通过宣散解气分之邪。《伤寒论》里头解表的麻黄汤一直可以用到阳明病的初期，实际上就是对间接针对原则的一个注释。下面一句话更妙，"入营犹可透热转气"。啥子意思？邪气入营，实际上已经开始入血分了，只不过把它分成两个阶段，一个是营分阶段，一个是血分阶段。这个证在刚刚开始进入营分阶段还可以用发散的药去治疗就叫"入营犹可透热转气"。当然，深入血分的病变就要直接针对了，所谓"入血直须凉血散血"。所以，卫气营血论治，其卫分阶段和血分阶段是直接针对，气分阶段和营分阶段既有直接针对又有间接针对。由此可见，中医针对同一个病机用不同的方法去治疗，是一个普遍现象，具有规律性，不是说可有可无的。也就是说，一证多法相对一证固定一种治法来说更为普遍。所以，我就提出了一个观点：八法都可以解表。这个话题后面再具体谈。关键问题就是，不是说这个法能不能用，而是怎么去用，你用得巧，就能达到治疗的目的。所以，我们讲，路径不同，治疗方法可以不同。

还有一个间接针对的方式。中医认为，五脏是一个统一体，五脏之间会互相影响。五行学说有一个理论，用到中医里头就是说，一脏有病可以直接治这一脏，也可以通过相应关系去治另一脏。就如前面所言，间接针对也可以通过脏腑之间的相应关系来治，通过治疗另外一脏来达到治疗的目的。比如说，脾胃有病，脾属土，可以通过补肾来达到补脾的目的。肾本来是属水，但是在中医理论中，肾除了有水之外呢，还有火，所以通过补肾来达到补脾的目的，就有一个术语叫"补火生土"。这个火不是心火，而是肾火，是命火。脾有病可以直接治脾，也可以通过治肾来达到这个目的。这个理论在《伤寒论》中有一条经典的论述：张仲景认为太阴病主要是脾的病，"当温之，宜服四逆辈"。四逆汤本来是少阴肾的主方，但是它可以用来治疗太阴脾的病，根据就是刚才讲的"补火生土"这个理论。

∽ 证同治异：治疗侧重点不一样 ∾

傅元谋：另外，我们在论治的过程中关注的重点不一样，实际治法上头也可能产生一些差异。

比如桂枝汤，是一个调和营卫的处方，常常用它来治疗太阳中风卫气闭郁。但同样是太阳中风的患者，在太阳中风这个大病机框架内，有的患者可能闭郁的状态要重一些，有的患者可能轻一些。也就是说，我们在处理这类问题的时候，重点可能就不完全一样。同样是用桂枝汤，闭郁重的患者，我发散的力量重一些，就侧重在发表散寒；对闭郁轻的患者，相对来说发散力量要轻一些，就偏重在解肌祛风。这也是有差异的。

也就是说，我们治疗的时候，几个环节的侧重点可能不完全一致。你要增强桂枝汤发散力量，可以把桂枝的力量加强，就用成了个桂枝加桂汤了；或者在桂枝汤里头加上一些增强发散力的药物，比如常见的加点麻黄啊，这类的。这就是侧重点不同。这样的例子就很多了。

再比如，一个病情比较重的患者。从《伤寒论》的角度来讲，少阴寒化证的患者，其主要的基本方就是四逆汤。四逆汤这个处方可以看作是温脾和温肾结合。同样是少阴病寒化证，病情的轻重不同，病机侧重不同，我们在治疗的过程中侧重点的选择也不一样。病情重的、急的，我们可能就让处方结构偏肾一点、恢复阳气快一点；病情轻缓的，治疗过程中就要让力量发挥偏脾一点，恢复阳气可以慢一点。要偏肾一点儿，很简单，在四逆汤基础比例上，把附子的量增加。张仲景在《伤寒论》里就把附子从一枚普通的增加到一枚大的，大体上是增加了一半的量，即原剂量 1.5 倍，或者把干姜、甘草的药量降低，实际上也是增加了附子在全方中所占比例。这样，整个处方的重点或者说处方的结构、力量就朝肾的方向转移。如果这个病情比较轻，就可以反过来调整处方结构，在四逆汤基本结构和比例基础上，把甘草和干姜的用量增加，或者再加入一些补脾的药物（增加补脾这个途径的药物的重量或比例）。比如《伤寒论》里头有个代表方叫作"茯苓四逆汤"。它就是在四逆汤中加了人参和茯苓，从而使整个结构向脾偏移。

这里提醒大家，不要一说茯苓就是利水药。茯苓有利水的作用，但是茯苓也是一个重要的补气药。在茯苓四逆汤这里应该这样子来看待它，就是增强了补脾胃的药，使得这个改造后的四逆汤相对于原来的力量变得轻一些、缓一些。这即是在相同病机的时候，治疗的侧重点可以不同。

☙ 证同治异：治疗手法轻重不同 ☙

傅元谋：除了侧重点不同，在论治中间还有一个问题就是治疗手法轻重不同，所以证同治异。

还是以四逆汤为例。通脉四逆汤回阳的力量肯定就比普通四逆汤强，普通四逆汤肯定就比茯苓四逆汤温阳的力量强。虽然如此，但是这几个方子的结构在少阴寒化证的框架之下，可以根据平时习惯及当时判断相互借用，而不是死板地一对一。

注意，用这些方子的时候需要认识到，不是力量越强越好，要跟患者的病情相适应，要把握适度原则。比如，对于重病，你用一个轻的处方可能弄不动，但是一个轻病患者，你用重的处方就增加了治疗的风险。所以，用药一定要适度，而且针对病情才能够更好地发挥作用，不能够无缘无故地增量或减量。

证同治异：治法借用

傅元谋：除了前面讲的几点，还有一些因素会导致证同治异。

比如说《伤寒论》里头讲了结胸证、痞证。这两者从本质上讲是一致的，都是湿性病邪跟热邪相交结停聚在胃脘。二者交结程度不同，所以一个成了结胸，一个成了痞证。但在治疗过程中，它们的治法在一定程度上可以变通使用。痞证的重证，可以考虑用结胸轻证的处方小陷胸汤来治疗。这既是借用也是一种通用，轻一级的证的较重的类型，用重一级的方稍轻的类型变通来处理。痞证中等强度的可以考虑用半夏泻心汤、生姜泻心汤、甘草泻心汤这个强度范围的处方去治疗。栀子豉汤所对的热扰胸膈证也是湿热交接于胃脘，但比痞证更轻，所以，如果痞证更轻一点的可以考虑用栀子豉汤去处理。

也就是说，同样一个病证、病机范围，随着它的轻、中、重的程度不同，我们在论治上，药物的组合、力量、使用方式也要有不同，要恰好适合患者的这种病情。不是说重的就一定好，轻的就一定不好，要适度。

关于辨证论治的主要问题我们就讲到这里。主要给大家讲一些大的原则，临床上的变通是非常多的，每个老师有每个老师的习惯。

复杂病机：数量

曾俊辉：证是疾病全过程相对静止的一个阶段。证的本质是病机。病机是病理的关键环节。这几句话都是基本点。那么，这个"关键环节"在一个证里面可不可以有多个？

傅元谋：可以有多个。这就是复杂病机。

一般说来，要注意，复杂病机的关键环节不能太多。我个人提出这么一个观点：复杂病机最多四个关键环节。为啥子提出四个呢？因为张仲景在《伤寒论》里头讲"三阳合病"。既然"三阳合病"，它就有太阳病的问题、阳明病的问题、少阳病的问题，而太阳病的病机、少阳病的病机、阳明病的病机是不相同的，不能互相替换，所以从这个角度来说，"三阳合病"就有三个病机，有三个关键环节。那么为啥子还要加一个？因为从中医的角度来讲，很多疾病都兼夹有瘀血、痰涎、水饮这些因素。但是不能加得太多，加得太多就反映不了"关键环节"了，所以只加一个，就是四个。所以我认为，复杂病机原则上应该控制到四个关键环节以内。

曾俊辉：那如果超出这个情况？

傅元谋：超出就忽略不计，也就是说我们选择最主要的。

复杂病机：病机与病机综合体

曾俊辉：把疾病分成片段就是证。证，如果按照现在的定义，它的核心是病机。但这个病机和病理的关键环节是不是有点脱节？病理的关键环节可以有不可兼容、互相关系很少的多个，所以证的病机不仅仅是关键环节，而是多个关键环节所形成的矛盾斗争综合体的主要方面。这个矛盾斗争综合体的主要方面才是整个证的病机。要解决这个单一病理，拉动它本身的关键环节就可以了：就是解决这一病理的病机而不是大的矛盾综合体的病机。也就是说，这个人这个阶段的病机很可能是多个小病机构成的，矛盾综合体里头的主要矛盾或者说是矛盾的主要方面才是这个证、这个阶段的大的病机。

傅老师，您看这种理解正确吗？

傅元谋：我还不是这样子看。我还是坚持我的那句话：病理的关键环节就是病机。比如，我们刚才说的四个关键环节。太阳病的关键环节就是太阳病的病机，阳明病的关键环节就是阳明病的病机，少阳病的关键环节就是少阳病的病机。我还是坚持这个。因为你要治掉太阳病，你不可能把太阳病的病理全部拉出来，还是得抓它的关键环节，是这样子。只是说复杂病机的情况下，我们承认几个病机并存。这个和主要矛盾、次要矛盾是两回事。

那么，对于复杂病机我们咋个处理？这个里头就涉及一个主要矛盾、次要矛盾的问题了。在这么多复杂病机中间，哪一个环节或者两个环节是最主要的？这就是我们要抓的。所以，我们在治疗复杂病机的时候，比如说治疗三阳合病。在三阳合病的治疗中，如果这个人以太阳病作为主要矛盾，就治太阳病，阳明病和少阳病就放在一边，太阳的问题解决了，说不定阳明的问题、少阳的问题也解决了。这就是我们所说的众多矛盾的主要方面。太阳病就是这个矛盾的主要方面，至于太阳病的问题解决了过后，阳明、少阳的问题如果没有随之解决，我们再处理阳明病跟少阳病的矛盾。

曾俊辉：也就是说，这个原则落实下来应该是"三阳合病治主病"所提示的原则。

傅元谋：就是这个原则。

复杂病机：因、位、势、性、机中的"机"

曾俊辉：傅老师，三阳合病是一个病机还是三个病机？

傅元谋：是三个病机的综合。

曾俊辉：综合出来是什么？

傅元谋：综合出来就是个三阳合病，是一个组合体。"三阳合病治主病",所以我们在判断的时候,就要进一步分这三个病机中哪个是主要的。

曾俊辉: 就是说,要分哪个是这个矛盾综合体的主要方面。在讲病机的时候,傅老师从因、位、势、性、机 5 个构成要素来讲。其中"机","病机"中的这个"病机",怎么来理解?

傅元谋: 这个"病机"概念是针对复杂病机来说的。刚才我们讲了三阳合病是三个病机的综合,这三个病机中我要选择哪一个为主,就是这个意思。

复杂病机的三个方面

曾俊辉: 复杂病机不能单纯从病机的数量上来谈。在一个大的病机之下会有多个关键点,会有数个小的病机,它们会形成一些趋势。我们需要有针对性地分析研判,进而作出抉择——应该怎么处理?

针对复杂病机的复杂性这个问题。第一点,是数量多。它不能被单一的关键环节概括完。第二点,是这些关键环节在处理起来有可能还会有相互制约的地方。比如,有攻也攻不得,补也补不得的情况。举个例子,下利,但它属实证的下利,同时又有表证。这就形成一种比较复杂的局面,处理起来相互牵扯、制约。第三点,"边缘性"。比如说病久了,通过辨证分析能够认识到它的基本面,有阴阳的偏颇、有气滞、有痰湿阻滞、有瘀血,但是通过一般针对性地祛痰散结、活血化瘀、调气、平衡阴阳,治疗收获却很小。这是因为我们在面对病程久、病深重而形成复杂病机时,虽然中医学数千年的发展积累了丰富的理论与实践工具,但有可能我们学习掌握到的分析处理方法只能针对浅层的病象病机,还不能把辨证思维进一步细化,更加精准、深入地切入病理的关键环节。

傅元谋: 比如,叶天士提出"久病入络",实际上也就是针对这个问题的深入解决思路。治法有轻有重,不一定重病就非得要用重方,有时重病还得用轻方。

辨证论治与对症治疗、方证相对

曾俊辉：我们在谈论辨证论治时，常会涉及两种相近的治疗理念，一种是对症治疗，另一种是方证相对。请傅老师给我们讲讲这两个治疗理念。

傅元谋：我先说下第一种对症治疗，也就是对症状治疗。

对症治疗是沿原始医学的发展轨迹而来。人类最早在跟疾病作斗争的时候就是针对症状。哪些药可以针对这个症状，再进一步，怎么针对症状组合进行治疗。经验就这样逐渐积累起来了。

举个简单的例子。古时候的人们就知道大黄可以用于治疗便秘，这就是针对症状进行治疗，还没有上升到中医理论。随着中医学逐渐发展，我们就知道了大黄所治疗的便秘主要是热性便秘，治疗脾虚便秘不是大黄的主要功效。

随着时间的推移，人们逐渐发现新的药物。新的药物在发现过程中，往往也有对于这个药物可以用治什么症状的原始经验积累。先从一味药用起，再逐渐发展推广。比如，现代《中药学》收载了一些过去不属于传统中药的草药品种。这实际上就是从一味药对症状简单治疗，发展成为草药，再升级成为中药的过程。这是理论更完善的表现。

比如仙鹤草有一个功效是治"脱力"，但是我们教材没有再继续说明这脱力是属阳虚还是阴虚、气虚还是血虚。那么，对于它的认识目前就走到这一步。就未来发展方向而言，下一步我们就应当研究仙鹤草究竟是对阳虚还是阴虚的患者有更好的治疗效果。这是对仙鹤草认识的逐渐发展过程。对这个发展过程，我们应该持有欢迎的态度。

第二种就是"方证相对"的问题。方证相对没有脱离中医辨证论治的总框架，但它不是真正的辨证论治。我认为它是将前人的辨证成果固化。比如张仲景是在某条件下用这个处方，固化后则是有某症状就用某方。这就是方证相对的实质。当然，方证相对也不是没有发展。最典型的应用方证相对的国家就是日本。日本人也有发展，他们也在尝试突破

辨证体系的发展

曾俊辉：辨证是我们运用的思维工具。这个思维工具有一个发展过程，有不同的体系。如六经辨证、脏腑辨证、卫气营血辨证等。请问傅老师如何来看辨证体系的发展？

傅元谋：辨证体系的发展是为了解决以前的辨证方法尚需完善的问题。

辨证和辨证体系是两回事。辨证是中医一直在做的事情，中医学建立起来后，处理临床问题就是在辨证。

目前来看，最早出现的、比较系统的是六经辨证和脏腑辨证。脏腑辨证这个系统总的来讲是比较好的，所以直到今天也没有谁对脏腑辨证做大的调整。虽然说有一些补充完善，但由于它概括得比较好，肺的寒热虚实、心的寒热虚实等，这个框架基本就这样定了。但是六经辨证确实有它的一些问题。比如说，太阳蓄血证究竟该摆在哪里，是归在太阳病里好呢，还是另外找个地方放？

这就涉及中医理论了。太阳蓄血肯定是血分的病症，但是《黄帝内经》讲膀胱经是多气少血之经，多气少血之经要出现蓄血证，这从理论上来讲就不是很顺。还有太阳病讲了蓄血证，阳明病也在讲。那么究竟它该归于哪？太阳蓄血和阳明蓄血之间的关系是什么？这个问题就解决得不是很透彻。虽然说临床上大家都在用，一些病证用张仲景的方也能治好，但从理论上来说至少是不顺的，因此大家也都在探索。

叶天士就觉得六经辨证有不足的地方，因此他提出了卫气营血理论。卫分证大体上跟太阳病差不多，气分证大体上跟阳明病差不多。但是突出的特点是他新立了营血病，就是把它算作另外一类，既不属太阳也不属阳明。所以从辨证体系来讲，卫气营血真正的突破点是在营分、血分。这实际上是把血分又划成了两个层次——轻的是营分证，重的是血分证。因此，不管是在辨证的方便程度上，还是在中医基本理论的发展上，他都是有贡献的。

辨证论治与专病专方

曾俊辉：请傅老师给我们讲一讲专病专方与辨证论治。

傅元谋：这个问题实际上争论得很久了，如果算到现在的话有三十多年了。我的基本观点大概有这么几个。

第一，专病专方不属于辨证论治，但是它和辨证论治是有关系的。

人类在认识医药的过程中，首先是认识到这个药长于哪方面的治疗。多年的经验总结之后就将用途固定下来了。这实际上就是专病专方的起源。比如，一说到半夏止呕，凡是呕吐都用。但不是所有的呕吐它都适合。寒性的呕吐、痰湿的呕吐用它能起效，但如果是属于热证的呕吐，单用半夏未必就有效。

实际上问题就在于没有纳入中医的辨证论治系统。从辨证论治的角度来说，专病专方是辨证论治的基础，在深入认识的过程中，可以把它纳入辨证论治的体系，但是要在符合辨证论治一般规律的前提下。比如刚才说的半夏，不适用于所有的呕吐，就只能用于寒证的呕吐或痰湿的呕吐。

第二，我个人是不主张中医人花精力去研究专病专方的，因为它不在辨证论治这个体系里。如果把精力集中在研究专病专方上，就无法深入地研究中医的基本理论。所以，我反复强调，如果想要深入下去，就要把中医的基本理论整透，也就是五脏及其经络、气血津液这些最基本的。而专病专方不在这个范围内。专病专方只是在讲这个病我用什么去治它，是不从中医基本理论的角度思考问题的。

第三，虽然我不主张学中医的人研究专病专方，但这毕竟也是医学的一个分支，也有一定的价值。我们在辨证论治的基础上适当用一些对某一种病症有比较好疗效的药物，可以提高治疗效果。比如，我经常讲到的川芎和苦荞头，这是民间草药医的效验方，主要用治胃痛。凡是胃痛，草药医都给患者吃，很多人服后也都能起到作用。但毕竟这两个药物的组合是偏凉性的，所以辨证属热性或者带有热性的胃痛患者，就可以考虑加这两样药；但如果是虚寒性的患者，原则上就不考虑这样使用。

另外，谈一下青蒿素。有人认为青蒿素是中药，我不这样看。因为青蒿素的使用不符合中医辨证论治的准则，它可以用于所有疟疾。它的发现的确跟中医有关。屠呦呦从《肘后备急方》的"青蒿一握，以水二升渍，绞取汁，尽服之"中得到启发，这也是中医对世界的贡献。如果把青蒿素说成是中药，就应该要落实如何结合辨证论治使用。是用它来治疗热证还是寒证？治疗实证还是虚证？20世纪80年代，我在研究生阶段就思考过这个问题，我不赞同中医人集中精力去研究专病专方。这是我的一个基本观点。

风药增效：营卫气血整体观的应用

傅元谋： 过去在中医界有一句话，叫作"有伤就有寒"。这个话的意思就是说，遭受了外伤的人在治疗的时候，很多情况下要考虑给他宣散一下寒，祛一下寒。这也是从人的整体关系上来谈。因为人受了外伤过后气血受损，卫外的功能就比较低下，多数可能有受寒的状态，即出现容易受寒或表现出寒象。这个法再扩大一些就是，不管患者有没有明显的受寒状态，我们都要用一点宣散的药。这就是"有伤就有寒""治伤就要散寒"。

这几年我的一个同学，在某医学院工作，她在指导徒弟的时候提出一个观点叫"风药增效"。我觉得她这个提法比过去讲"有伤就有寒"还进了一步。因为"有伤就有寒"容易让我们在治疗的时候，偏重去寻找寒的现象。她提出"风药增效"是说在治疗受伤的患者时，除了用点儿活血化瘀直接针对损伤以外，可以适当地加一点儿宣散的药，不管这个患者有没有明显的受寒的现象。她就把传统这个说法改成了"风药增效"。这更好地体现了我们在治疗过程中考虑人体的整体观，从气血的相互关系、从营卫气血的流布状态来考虑我们如何整体施治。

第二讲

谈八法解表

总说：原理

曾俊辉：请傅老师讲讲"八法都可以解表"。

傅元谋：好。

我在讲太阳病的时候提出一个观点，就是中医的"汗、吐、下、和、温、清、补、消"这八法，或者说中医的主要治疗方法都可以用来解表。这个说法不完全是我的创造，前人也有说过。张景岳就谈到了"六法都可以解表"，我只是给他做了个补充，补充了两法。

为什么说八法都能够解表？

从大的原则上来说，太阳病的核心病机就是卫气闭郁，或者称为"营卫不调"。它的重点在卫不调，卫不调的重点在卫气不通畅。因此，太阳病治疗的核心就是要想办法使卫气通畅，使太阳病的基本病机消除，太阳病就好了。所以，讲"八法都可以解表"，就是从恢复营卫通畅这个角度出发的。

汗法解表

傅元谋：八法解表各有利弊，通常用来解表的方法就是八法中的汗法。

为什么用汗法呢？因为用汗法的利最大而弊最小。它实际上是直接使营卫闭郁的状态得到解除的一种治疗方法。

从中医学的角度来讲，汗法解表有两大优势。第一，汗法是促进在外的、在肤表的卫气向外发散。因此，一般说来用汗法解表最直接，同时对在内的脏腑没有明显的伤害或者影响。这是就近祛邪。第二，太阳病表现出来的症状反映了人体之气要外出抗御病邪。既然我们人体之气外出抗御病邪，用汗法实际上就是帮助人体之气外出抗御病邪。正气向外抗邪，我们用些药帮助它向外抗邪，这种治疗方法在中医学里就叫作因势利导。

汗法对于治疗太阳病来说是最合适的，因此，一般我们用汗法来解表。但由于患者的情况有诸多不同，有时候单纯用汗法又可能达不到治疗的目的，所以根据不同的情况可以考虑选用其他七种方法来进行治疗。

也就是说，首先要弄清楚为什么其他七种方法能够解表，其次要弄清楚其他七种方法有哪些利弊。这样我们在使用时尽量发挥它的利，避免它的弊。

吐法解表

傅元谋：张景岳讲的"六法都可以解表"里没有吐法，但张景岳实际上也承认吐法能够解表——张景岳说的是"吐法伤人不用"。也就是说，吐法是可以解表的，但因为它对人体的损伤比较大，一般情况下不用。

首先，要明白为什么吐法能够解表。最初吐法主要是用来消除中焦和上焦的有形病邪，其中最常见的就是痰涎、积食。说得通俗一点，假如一个人吃多了，就需要吐，避免过量食物进入体内造成更严重的损害。因此，吐是人体自我的一种保护性反应。后来扩展了应用，将吐法用于祛毒。吃了有毒的东西首先是要吐，不让有毒的东西留在体内。吐法能消除中焦或上焦的有形病邪，能够使中焦和上焦的气通畅，而上焦直接跟卫气相连，上焦通畅后，闭郁的卫气也通畅了。这就是吐法能够解表的原因。

现今虽然我们一般不主动用吐法，但是有两点要说明。

第一，如果这个患者有吐的倾向，不一定要去给他止吐，因为他吐后整个情况可能有好转。最典型的例子是日常生活中见到醉酒的人要吐的时候，没有谁说要把嘴巴给捂住，不让他吐。大家都会说"让他吐，吐了就好了"。吐了就把过饮的酒排出了，气也就通畅了。

第二，当我们遇到某些特殊的情况，手边又没得医药的时候，也可以考虑用吐法。例如患者外感，有严重的闭郁状态时，也可以尝试用吐法。这是最简单的办法，用一个指头就解决了问题：把手指清洁一下，然后刺激喉咙口，很快就吐了。吐了之后至少严重感冒的症状可以得到缓解。所以，也不是说绝对不用。

下法解表

傅元谋：一般说来，下法不用于外感疾病，张仲景在《伤寒论》里也多次提到太阳病禁下，但，不绝对。

下法为什么能够解表？

下法，实际上是直接使大肠之气通降。中医学认为，肺与大肠是密切相关的脏腑，它们互为表里，大肠通降，那么肺也能够通降。通降加强了肺的一方面功能，有利于肺的整个生理功能保持正常。肺的另一个功能就是宣散。肺能够正常地通降，也就使得肺能够正常地宣散。肺跟卫气密切相关——所谓"肺主气属卫"。肺的生理功能正常，那么，卫气的闭郁状态则可能得到解除。所以，下法是可以解表的。在临床实践也可以证明。

但是，用下法解表有两个弊端。第一，它不是就近祛邪。邪在表，如果想要从下祛除邪气，就容易导致在表的邪气内陷。如果不能将入内的邪气祛除，这就叫引邪深入。所以我们尽量避免用下法解表的原因就在于，稍有不慎很容易就引邪深入。第二，它不符合因势利导的原则。太阳病的很多症状都表现出正气向上、向外抗御病邪的状态，这时用下法就不是最直接的解法，且还有导致邪气内陷的可能性。因此，一般不用下法来解表。但是如果患者在太阳病的同时有大肠之气不通降的现象，这时是可以考虑使用下法的。比如一个人素来容易大便秘结，得了感冒之后，大便秘结的现象更突出了，这时就可以考虑在解表的同时，注意通降大肠之气，用下法，或者可以考虑如后世刘河间所说的表里两解之法。

这里需要注意的是要适度，不能下得太厉害。如果导致表邪内陷，可能就跟治疗方向相反了。

和法解表

傅元谋：我认为和法是通过调节脏腑功能，使邪气内消的治疗方法。

所以它不一定是向外祛除邪气，而是一种内消的治疗方法。

和法，可以调整三焦的气机。卫气跟上焦有直接关系。和法既然能够调节三焦的气机，就能够调节上焦的气机。上焦的气机通畅了，卫气的闭郁状态也就随之解除了。因此，可以这样说，和法是八法中，除了汗法以外用得最广的一种方法。我们都知道民间有这样的说法——"伤寒最宜小柴胡"。小柴胡汤就是和法的代表性处方，是和法应用到太阳病去解表的代表。

张景岳说"六法都能解表"，没被包括进去的第二个就是和法。张景岳是明末清初的医家。明代有这样一种说法——和法是小发汗法。我不赞同这个观点。如果把和法说成是小发汗法，这就与麻桂各半汤相混淆了，那才是真正的小发汗法。和法就是和法，可以借用和法来解表，不等于和法就是汗法。在理论上这两者还是要区分开，借用就是借用，不是本身。同样地，我也不赞同"小柴胡汤是解表剂"这样的说法。

因此，张景岳的"六法都能解表"理论中，没有提到的吐法和和法，实际上是已经被包含在内的，我只是把它提出来更明确地讲——八法都能够解表。

清法解表

傅元谋：清法可以解表，这在张仲景的《伤寒论》里已经讲了。讲两经病互相交错的治疗，麻黄汤可以用到阳明病的初期，而白虎汤可以用到太阳病的中后期。实际上有些治疗方法是有交错的。

怎样看待清法？

我认为清法是一种用于消除过多阳气的治疗方法。阳气本来是我们人体内的正气，但是如果阳气过多，或者影响到它的正常流动，就变成邪气了。中医的正邪观并不是绝对的，而是相对的。"正"也可以变为"邪"。比如人体的津液，正常流动时是人体所需的，不流动时它就变成水湿，变成邪了。

朱丹溪所讲的"气有余便是火"，也是这样的观点。太阳病最根本的问题在于卫气闭郁。卫气也是一种阳气，这种阳气闭郁在表就导致了太阳病。因此，适当使用清法是可以治疗太阳病的。

要注意的是，消除过多的阳气这是正治法。但是如果用得不恰当或者用过头了，不但消除了过多的阳气还消除了正常的阳气，那就是在损害人体的阳气。所以，用清法时一定得注意：第一，要辨证判断。患者确实有过多的阳气才可以清。第二，要适可而止。把多余的阳气消除了就不要再清了，不然把人体的阳气损害了可能会贻害无穷。我们经常见到一些很喜欢用清热剂的医生治疗的小孩子，都已经脸青面黑了却还在清热。这就是医过头了。

消法解表

傅元谋：古时所讲的消法，到今天已经分化成了很多法——祛痰法、除湿法、利尿法、理气法、理血法等，我觉得这些治法中，除了止血法不能够用于解表之外，其他都可以用于解表。

其中，我想着重讲一下利尿法与解表的关系。

利尿法，从本质上来讲是恢复/促进膀胱气化功能的一种治疗方法。膀胱腑以及足太阳膀胱经对卫气的布散起着非常重要的作用。因此，通过利尿恢复/促进膀胱的气化功能，对于促进卫气的布散是肯定有帮助的。因此，利尿法可以用来治疗表证。

当然，它不是只有优点没有缺点。它的缺点跟下法类似。第一，它不符合就近祛邪的原则，处理得不好就把邪气引进去了。第二，它不符合因势利导的原则，处理得不好容易导致邪气内陷。

这里再讲一个题外话。有一次我在博士班上课，课后有一位学生跟我说，他在网上看到一个报告，说是用丹参注射液治疗感冒百分之百有效。他问我怎么看待这个问题。

我说，第一，对于百分之百有效的说法我不相信。第二，用丹参注射液治疗感冒有效，我可以接受。因为丹参是个活血药，活血药也具有解表的作用。因为营卫是互相关联的，使血流通就能够使营气流通，营气流通就能使卫气流通，也就能解除卫气的闭郁状态。因此，这个我是相信的。第三，我不主张这样做。中医认为，"血气者，人之神，不可不谨养"。血是人非常宝贵的东西，不要轻易去消耗。像轻浅的感冒这样的表证，一般情况下用不着活血化瘀的治法。

补法解表

傅元谋：前面讲的治法偏于祛邪，接下来讲两个带有补益性质的。

补法可以解表，张景岳是认可的。《景岳全书》里就有一篇"补中亦能散表"，里面用的是补中益气汤。当然了，这种患者肯定就是偏于正气虚弱的类型。

从中医学的角度来看，疾病就是一个邪正斗争的过程。正气胜就能够把邪气祛除，正气不足就不足以抗邪。正气不足以抗邪，那首先就要扶助人的正气，因此，张景岳就是用补中益气汤去解表。

《伤寒论》也有这样的例子："伤寒，脉结代，心动悸，炙甘草汤主之。"也就是说，这个患者是伤寒，同时又出现了心动悸、脉结代，用炙甘草汤。炙甘草汤就是补益心中阳气和阴气的代表性处方。它补益心，同时也补益脾，所以可以用来治疗虚人的感冒。我在临床上经常用炙甘草汤。这需要跟患者长期接触，知道这个患者素来正气不足。这种患者感冒了，我一般不用解表剂，而用炙甘草汤治疗。

温法解表

傅元谋：还有些人，他们虚的重点不在气血的不足，而在阳气的不足。那么，首先就应该扶助阳气，在解表剂里加入附子这一类的温阳药物，或者单独用四逆汤去温扶阳气。阳气扶起来了之后，自然就能够抗御病邪。

同时要注意，在用药的过程中，处理好温阳和发散之间的关系，如果没有平衡好两者的关系，一味温阳而不注意适当的发散，阳气就可能闭郁而转化成为热。

关于八法都可以解表

曾俊辉：我们讲"八法都可以解表"，这是从可能性上来讲，因为八法都能够恢复人体气的通畅、平衡。

傅元谋：首先选择的还应该是汗法。在汗法不能够达到目的的情况下，我们再选择其他方法。

曾俊辉：八法都能解表首先是理论上的可能性、可行性。但是将八法用于解表，也具有必要性。外邪袭人不会只停留在表，而是会向内发展变化。其因有三：一是正气不足；二是疾病自身的规律，有时候治疗并不能截断其向内发展趋势；三是人体"内"在的不通畅——内外相引、内外相关、内外相加。比如该患者平素腑气容易结聚，或有水饮，或存在阴阳失衡，单纯使用汗法解表在一定程度上不能够很好地兼顾这些状态，这个时候我们可以选用八法去解决。

也就是说，除了它的可能性、可行性之外，应用八法来解表有必要性，是临床实际对中医治法提出的具体要求。

傅元谋：应该是这样。

当然也有纯粹表证，因为情况特殊，需要用八法解表，这要根据实际情况使用。第一种情况，比如我刚才讲的，在野外什么药都没有，也是可以考虑用吐法的。第二种情况，比如说遇到外感患者，他不一定有大便秘结的症状，而我现在手头就只有泻下药，假如患者体质壮实，这时候也可以尝试用一下。

曾俊辉：也有一种情况，不同的医生有不同的选择方式。有些医生更喜欢用和法，有些医生更多地用汗法。他有可能考虑的不仅是解表，而要考虑用某一类方法解决全身问题。

傅元谋：是有这种（笑）。

第三讲

谈学习与成才

如何学好辨证论治

曾俊辉：辨证论治体系以病机为中心。前段时间我们请傅老师分别讲了讲辨证要素和论治的特点。现在，请傅老师给我们讲一讲，如何学好辨证论治？

傅元谋：辨证论治是中医学理论的一个核心问题，其关键在于病机。

什么是病机？"机者，要也。"它是疾病发生、发展、变化机理的核心环节。用现代的语言来讲，就是在疾病这个矛盾体中间，什么是主要矛盾。在矛盾的众多方面把主要矛盾抓到了，后面的问题就基本解决了。我们把握病机，实际上就是从繁杂的临床现象中间，把握住病理变化的核心问题。这句话说来简单，领会起来难。下面我们举一个太阳病的例子来简单说明这个问题。

《伤寒论》太阳病的提纲讲："太阳之为病，脉浮，头项强痛而恶寒。"在实际临床中间还有一个症状就是发热。这几个症状可以说是太阳病的典型表现。太阳病的表现还很多，为什么没选择其他而选择这几个临床表现呢？因为它们最能够直接反映太阳病的病机。

先说"脉浮"。脉浮，反映了两点。任何一个临床表现都反映邪正斗争。从邪气这方面来说，脉浮说明病在表，换句话说是病在卫分。注意，这只是立论角度不同，实质是一样的。从《伤寒论》太阳病的角度来说叫病在表，从温病学的角度来说叫邪在卫分，实际上是一回事。从正气的角度来说，是正气在人感受邪气以后，它就要外出和邪气相抗争。所以，脉浮反映了两个问题：一个是邪气在表，二是正气奋起外出与邪气相抗争。这一抗争就造成了在表的卫气壅滞，卫气就不通畅了。

再说"头项强痛"。头项强痛一般分成两个环节，一个是头痛，一个是项强。头痛直接的原因是太阳经的经气不通畅，因为足太阳膀胱经是走于头，那么，当这个经气不通畅的时候就出现不通则痛。太阳经经气不通畅是不是太阳病的根本问题呢？显然不是。因为，第一，头痛只是一个代表性的症状。从太阳病的情况来看，不仅可以出现头痛，还有身痛、腰痛、骨节疼痛等。足太阳膀胱经虽然分布得广，但是它并没有分布到全身，那么，足太阳膀胱经循行路线以外的疼痛如何解释？中医理论在讲太阳病的时候常常强调这么一个问题，说太阳主表、太阳统表，意思就是说，我们在研究太阳病的时候不能只局限于足太阳膀胱经，要把全身的经脉都考虑进去。因为，卫气行于人身之表而不光是在足太阳膀胱经里流行，卫气在全身的经脉中间流行，那么太阳病出现了这个问题后，扩展来讲，这个头痛是全身疼痛的一个代表性症状，实际上它反映了全身经脉的通行障碍，再推进一步讲就是卫气闭郁。也就是说，头痛的直接原因是足太阳膀胱经的经气不利，根本原因就是卫气闭郁。

那么，"项强"呢？"项强"的直接原因是足太阳膀胱经的经筋不利。有很多感冒的患者来了会给医生说，我全身都捆紧了①。所以，"项强"只是强的一个代表，实际上就是说他全身都强。那么，太阳除了统表、主表外，还管全身的经筋，故说膀胱足太阳之脉"是主筋所生病者"。那么，当太阳发生了病变，也就是说卫气闭郁的时候，会导致全身的筋脉拘急。所以，如果仅仅从足太阳膀胱经的经筋来解释不足以说明问题，而要从全身的卫气闭郁，导致经筋不能维持它的正常生理功能来解释。

最后讲"恶寒"。恶寒是全身性的，包含的领域不止足太阳膀胱经的范围，也包括了全身。气主温煦，而温煦全身肤表的气是什么气呢？是卫气。所以最后还是归结到一个问题：卫气闭郁。

从以上这几个方面就能看出，这个卫气闭郁就是太阳病的病机。这种分析方式向我们展示了如何通过分析症状来认识病机，提出要点。

因此，要提高我们分析、认识病机的能力，大家就得提高中医的业务能力，或者说提高中医自身的学术修养、学术水平。

我认为，中医理论的核心是脏腑经络学说、气血津液学说等，其他是枝节。所以，我经常谈到一个问题，不要一说加强中医的基础训练就去研究五运六气。五运六气不是中医本身核心的内容。当然，如果立志

---

① 捆紧了：成都地方语言，表示僵硬、拘挛不舒。

要研究五运六气那也可以，但如果我们立志要深钻中医，我劝大家就不要把精力都花到五运六气上。还有一说加强中医基础训练就去研究《易经》。《易经》属于哲学范畴。中医是用《易经》的哲学思维方式来处理一些问题。中医人，知道它的基本观点就行，不需要成为专家的。我们中医人得要弄清楚什么是中医最核心的内容，要弄清楚你的田是什么，不要耕了人家的田荒了自己的地。而恰好在这方面，包括我们现在的《中医基础理论》《中医诊断学》等中医教材都有一些有待继续完善的地方。所以，对于大学生来说，应该分辨哪些是真正核心的内容，哪些不是，把自己的努力方向确定下来。既然是学习掌握一门学问，就没有捷径可走，还得下苦功夫（笑）。

有同学问到我，怎么努力？我还是这句话：读四部经典。四部经典的基本内容你得把它吃透。特别是《黄帝内经》，多读《黄帝内经》，结合临床。我认为，这是古人传下来的方法，时至今日仍然是有用的。

至于病机，我同意一些同行的意见。病机是分层次的，但是我们不一定在什么情况下都要精细地认识病机。我觉得，有的地方粗一点儿好。粗一点儿的概括性强一些，实践、临床上更有包容性。在疾病过程中间有些小的变化，我也用不着再去改变这个病机判断，在一个病机下可以充分发挥灵活性。

曾俊辉：谢谢傅老师。您刚才讲的"太阳主表"的问题，比之一般来讲有所深化。傅老师这样讲呢，把太阳主表、统表和六经都有表证这个问题很好地区分开了。因为六经都可以有表证，但是太阳病就是太阳病。太阳整个系统要统表。所谓六经表证的一般组成，除了有恶寒发热这个症状以外，有可能有明显的一经的经络证，或者有本经的气化失常。但是太阳主表有其特殊性。这个特殊性就落实在它统营卫。比如说前面讲的，单从经络来讲它不属太阳，但是这个病它还是归到太阳这个范围里来。

实际上，刚才傅老师把两个问题合在一起回答了。

怎么学习病机？怎么来发展病机学说？就是要耕好自己的田（笑），

不要精力分散了，要专一。傅老师提出要深入研读四部经典，特别是《黄帝内经》。深入研读《黄帝内经》，我理解的意思是要深入地去研习人体生理病理的模型。

傅元谋：就是中医的生理病理模型。从我跟大家接触的情况看，现在的《中医基础理论》等教材实际上很多方面尚未涉及，需要大家在此基础上进一步钻研。

曾俊辉：好的。我们细化一下。我们学习的过程是怎样的呢？首先，我们理解了基本的生理病理，明白了这个模型的大概结构。要进一步深入地去理解，其实是通过一些经典病机、关键病机、典型病机去学习，那么，这些典型病机就是中医病机学说的核心。所以，病机也有典型、不典型，它本身也是分层次的。

傅元谋：还有，大家要学习如何用中医的基本观点去分析临床病理，也就是说，要在实践中逐渐提高。典型病机是告诉你一个方法，但是你光看典型病机，自己不去"做作业"（临床实践），你也提高不了。

曾俊辉：这就是说，我们学了典型的病机、针对典型病机的典型治法之后，我们还面临在典型病机之外的问题。所以，这就要求我们要变通，就是傅老师说的要"做作业"。实际临床中也存在这种现象。跟典型病机描述符合程度比较高的，用经典治法去治，效果一般比较好。那么，如果在典型病机之外的，这个时候我们通过化裁的方式去治，有时候效果就不如跟经典病机符合程度高的效果那么明显。

傅老师怎么看这个问题？

傅元谋：你提出这个问题相当于是说跟标准有差异。跟标准有差异大概有这么两种情况：一种是所谓的兼夹，由于兼夹，就偏离了标准；另一种是所谓的"擦边儿"，不是兼夹，是另外一种类似的病机模式。我们得承认，我们的认识是相对真理，不是绝对真理。也就是说，我们接触的疾病中，有一些疾病的病机前人还没有规范过，那么，就需要我们在前进的过程中逐渐规范。

逐渐规范的途径有两个：一个是直接去分析，但这种很难一步到位；另一个是可以借用类似的病机逐步靠拢。比如说，我们在临床上发现的一些现象是过去书籍从来没提到过的，那么，这些就给我们提出了一个新的要求。比如，我们今天看到的上腭出现黄色的分泌物，或者我们简称叫"上腭黄苔"这个症状，以前书籍上没记载过，但现在出现这种现象就要求我们借用已有的"阳虚夹湿"辨证模型去处理它。如果有效就向"阳虚夹湿"逐渐靠拢，通过积累去分辨究竟是兼夹还是另外一种病机模式类型。

曾俊辉：谢谢傅老师。另外，对于病机本身，比如患者在目前疾病阶段，症状可以归纳为相互不能包容的几个病机，这几个病机形成一个病机综合体。我们在处理的时候是选择处理病机综合体形成的矛盾综合体的关键环节、主要方面，如果大的病机综合体也是关键环节，小的病机也是关键环节。那可以认为病机是分大小的？

傅元谋：像这种复杂病机不好说它的大小，我的基本观点就是分复杂病机的主次。这个复杂病机有几个病机并存，哪一个是当前最主要的？如果是外感疾病，我们按张仲景的观点，表里先后、阴阳先后、标本先后等，当然首先是表里先后去判断分析。如果是内伤杂病，那么我提出的脏腑重要性排序可以参考下。涉及肾的，原则上我们先处理，然后是心，然后是脾。为什么呢？还是根据急则治其标的原则。就算它在当前不是最主要的，但是它跟我们的生命活动关系非常密切，那么，我当然要首先考虑主要问题，然后再解决次要问题，能综合考虑最好。考虑不好，我们就一个一个解决。比如说，像今天的患者黄某，他这段时间老是觉得好像呼吸不畅，那么，我认为他现在的主要问题还是心的问题，给他用炙甘草汤去处理。

曾俊辉：谢谢傅老师！所以，病机还是要落实到具体病理的关键环节上，这样才能从复杂病机的复杂矛盾中间找到出路。复杂病机，我们叫病机综合体，而不把它称为大病机或者小病机。

傅元谋：因为，如果病机有大小，就有统属关系了。复杂病机之所以复杂，是因为它没有统属关系。有统属关系我就可以剔出一个来了（笑）。

谈青年中医师成才与评价体系

曾俊辉：请傅老师谈一谈青年中医师成才与其评价体系。

傅元谋：首先，从培养角度来讲，一位青年中医师要成才，我个人认为老师很重要。特别是在他刚刚起步的时候，需要一位好老师。

第一点，这位好老师要激励学生学习中医，起激励作用。首先，这位老师对中医很热爱。如果老师自己都不热爱中医，怎么去激励学生呢？现在，我们有些中医师们根本不进行"望、闻、问、切"，既不摸脉也不看舌苔，也不问诊，凭化验单就把处方开了。这还叫中医吗？这样的老师能带出中医接班人吗？

第二点，这位好老师应该给学生指明努力的方向。当然，青年中医师要成才首先是自己努力，但努力不等于下蛮劲，还得把路子认清楚。应该将力气用到哪些方向。我个人认为，对于青年中医师来说，要在中医基本理论上下功夫，换句话说就是四大经典，特别是《黄帝内经》。

《黄帝内经》实际上是给我们讲中医的生理、脏腑、气血津液是怎么一回事。不要去枝蔓，也不要去浮光掠影，把精力放在背几个方剂，或者把精力放在所谓的"偏门儿"。现在有很多人喜欢搞偏门儿，因为大家都走大路，我走不出来，或者我不能一鸣惊人，我就去搞偏门儿。我觉得，这都不是学习中医的正确态度。

第三点，从总的历史长河来看，中医，包括日本的汉方，之所以站得住脚，靠的是临床疗效。我认为青年中医师要成才，就必须搞临床，而且要尽可能地早接触临床。跟我的门诊，来学习，就让你们先看病，意思是让你们自己接触临床、接触患者。我相信，若干年以后，你们回头来看这段经历的时候，肯定也会记忆深刻。

当然，刚才讲读书，我强调的四大经典，不是说不让你们去看其他的书，因为中医有各家学说。但是作为一个初学者，你看多了就不知道哪一个是主线，所以，我觉得初期还是沿着四大经典这条主线走，形成自己的基本观点以后再去旁及其他理论。就好比一个小学生，字都认不到，九九乘法口诀表都背不到，你让他去接触一定深度的知识就不合适。现在的幼儿教育就有这个问题。所以，要沿着四大经典这个主线走。

最后一点，孔夫子有一句话，"学而不思则罔，思而不学则殆"。在"学"和"思"这两个问题上，我个人认为"思"是更重要的。如果光"学"可能就读望天书，很多人能把《伤寒论》背下来，但是对《伤寒论》的理解深度不够。为什么不够？就是没动脑子。"思"就是要动脑子。这个动脑子包括两点：第一点是钻研经典著作自身，包括这个经典著作之间的联系；第二点是钻研这些著作和临床之间的联系。我们强调早临床。因为，中医是实践性的学科。要把我们学的理论跟实践联系起来。我认为，若干年来从古到今，大家、名家的出现都是这个样子的。

至于说到评价体系，从我的角度，现在不好说它怎么去完善，我只谈这样一个观点：我们既然是中医的接班人，希望考核评价体系的重点还是在中医相关内容。我想这是一个核心问题。

还有一点：不要用一个答案去要求所有的人。就好像有一年考试，其中有一道题：风寒感冒的代表法是荆防达表汤。我就评价：其一，请问临床上有几个医生在开荆防达表汤？其二，是不是不用荆防达表汤，风寒感冒就治不好？我们刚才讲了中医本身就是各家各派学说。各家有各家的妙招，都有效。

曾俊辉：谢谢傅老师！陆九芝也说嘛，学医没有二法，熟读《灵枢》《素问》，三年以后判若两人（众笑）。

❀ 大家风范：讨论不争输赢 ❀

曾俊辉：昨天群里面和大家讨论的案例，傅老师看了没？

傅元谋：你们讨论的都对。（众笑）对的，我向来主张就是讨论不争输赢，自己回去试，集思广益。

曾俊辉：大家风范哦（众笑）。

傅元谋：用到患者身上合理就对（笑）。因为中医的思路本来就是多方面的，不是非要用哪一个药、哪一个方不可。有的时候看起来似乎是走了一点儿弯路，但实际上如果整个一套贯穿下来也有他的合理性。比如说，补一泻一、补二泻一的治疗策略，你说他补错了吗？你不补那一下，就泻不了，泻就没有根据、根基。

还有，就刚才我们说的问题。有一些规则也不能无限夸大其灵活性、多样性。湿气没有除之前，原则上不要补。这个人是不是虚，谁也说不清楚。为什么说湿温病禁补，就是湿温病有些现象，是虚象，但病象的直接原因不代表总体病机的虚实。比如，脉象模糊、无力，你说它是实还是虚？它都有可能。因为病机是复合结构。但是，至少说明它有湿邪。那么，有湿你就先除湿，去消除产生现象的直接原因。除完湿之后再来说其他事情，你才能看清产生现象的深层结构、深层次病机。所以，中医实践，你不能凭一诊来说他对和错，要有宏观的论治策略、路径。

第四讲 谈整体观与辨证论治

五脏重要性排序

曾俊辉：请傅老师讲一讲您理解的五脏重要性排序。

傅元谋：简单说嘛。

人体的五脏中，最重要的是肾。肾是先天之本，控制着我们人的生长、发育、衰老、死亡。也就是说，我们人的一生都跟肾有着密切的、不可分割的关系。

然后是心。心主神明，这个"神"有"大神"和"小神"。"大神"实际上是人的生命活动。所谓"失神者死，得神者生也"。此处"神"指"大神"，是人的生命活动的总概括。"小神"是心这个脏所管的这点儿"神"。举个简单的例子，精神疾病患者，你说他"失神"不"失神"？他"失神"，但他失的是心所管那丁点儿"小神"，不是我们整个人体那个"大神"。所以精神疾病患者不一定都会死，除非是神志昏迷、高热不退，那才有生命危险，其他的一般没有生命危险。心和肾是我们生命活动中最重要的两个脏。没得这个"大神"，人就是一具尸体。这就是我们为什么强调"失神者死，得神者生也"。

第三是脾。脾是我们人体的后天之本。人体的气、血、津液的主要来源是脾。有了这个脾，我们的气、血、津液就能够随时得到补充，我们人就能够真正地实现我们生命的价值。所以，它是第三个重要的脏。

第四是肺。肺主气。气在我们人身上是非常重要的，扩大了讲，我们人就是气凝聚而成的。我们人身上的所有物质，都可以叫作气。我们人的这个气呢，是归肺所管。肺管哪几样呢？一个是我们人体气的主要化生地。按照中医基本理论，我们人体之气是由以下几个部分组成：一是我们人体的元气；二是由我们脾胃所吸收的营养物质；三是肺吸进来的天气，叫清气。主要是这三种，在膻中。膻中实际上是肺的一个附属器官，合成成为我们"人体之气"。这个"人体之气"，再进入循环、进入五脏，就生成"五脏之气"。此时的气，才叫作"完整之气""全气"。我们肺不仅主管气的生成，而且主管气的储存，储在膻中就叫"宗气"。

"宗气"是二级气,"元气"是一级气。但是"元气"我们一般不用,我们用的是"宗气",所以我们主要讲"宗气"。"宗气"分出来就是"营气"和"卫气",到五脏就生成"五脏之气"。是这么个关系。

不管什么气,统统都归肺统率。所以它的重要性是第四。

相对没那么重要的就是肝。它是起调节作用,虽排位在后但涉及广泛,如气血的运行。我们人体之气要旺盛就必须流通,这个流通就是肝的功能。所以,我们经常讲它"十处打锣九处在"。久而久之,有些人就把肝看得非常重要。但是,按照五脏的排序来讲,它是"老幺"。我是这样子看待这个问题。也就是说,如果在同等情况下,如果心肝同时有病,如果我们要选一个先保障,我先管心。所以,有很多患者,从中医的角度来说,他的心气不足,我不管治啥子,都先把心气不足作为一个重要的背景,肝的问题放到一边,总归肝是处处都在,适时管一下它(笑)。

魂魄、梦境与辨证

曾俊辉: 请傅老师讲一下梦境与辨证的关系。

傅元谋: 好。

这个方面呢,我没得特别研究。当然,既然做到这一行了,你说完全没有研究也不对。梦,实际上是我们人的一种潜意识的反映。如果说我们讲"神"是明意识/显意识的反映,那么梦就是一种潜意识的反映。所以梦,是中医"魂""魄"的反映,跟"神"相关。但跟"神"不同的是,它是一种潜意识的反映。这种潜意识的反映,有些就反映了我们身体的状态,所以,在《黄帝内经》里头就有这些说法。《灵枢·淫邪发梦》载"上盛则梦飞",上半截的气盛了,人就飞起来了,你就梦到在天上飞了;再有"下盛则梦堕",下半身的气重了,你就梦到从崖子上掉下来了

一些常见的梦境,有些时候是生理反应。有些小娃儿流尿(小儿遗尿),你问他为啥子流尿,他说我梦到上厕所去了,当然就要屙尿。这个就属于生理反应,他尿胀了醒不过来就梦到厕所,到厕所去了当然就屙

尿了。这个不算，不具有辨证意义。

我们刚才说了，梦境主要跟"魂""魄"有关系。如果这个梦境是东游西逛，那么多数跟"魂"有关系。肝藏魂，在治疗这种患者的过程中，首先我们可能就要养肝、养血、宁"魂"，可以考虑酸枣仁汤。

另外一种就是在梦里头跟人发生争斗。这种争斗的方式就有不同，有吵嘴角掣的，有打架的，甚至有动刀的、动枪的，反正总属于一种"魄"不宁。因为肺属金嘛，金就有争斗之意。那么"魄"不宁呢？我们就可以宁"魄"、利尿，使"魄"的不宁变得宁静起来，基本处方可以考虑用麻杏甘石汤。

还有一种梦，大家常常说起的，就是梦到死人。这种梦我觉得要分两种。一种是人到了老年总爱回忆过去，一回忆过去，可能很多你的同学啊，你的老师啊，都已经作古了，所以一说你梦到的什么——梦到的都是过世的人。这是一种情况。另外一种情况，就确实是梦到死人，或者是平常都不熟悉的人突然梦见了。这就说明人阳气不足，阴气盛，容易出现这种现象。我小的时候非常调皮，但确实是到目前为止，我可能想到我的祖父啊、祖母啊，但是我从来没梦到他们。我认为我虽然从表现上看是阳气不足，但实际上我这个身体内在应该说阳气还是比较旺盛。

大概就讲这么多嘛。如果大家对梦有兴趣的话，我这儿推荐一本书，你们去找。我们杨殿兴教授跟他夫人写过一本书，我记不起名字了，就专门谈中医的梦境，四川科学技术出版社出版的。大家有兴趣可以找来看一下。

整体观：少阳主骨所生病

曾俊辉：请傅老师讲一下少阳"主骨所生病"。

傅元谋：好。

这是《黄帝内经》里面的论述，《灵枢·经脉》篇在谈到少阳经脉的时候，有一个归结性的语言，"是主骨所生病者"。这句话很多人没有注意到，实际上古人非常重视。我对这句话的研究，是从柴胡桂枝汤出发的。

柴胡桂枝汤从正面来讲，是治疗太阳与少阳同病。既然是太阳与少阳同病，那就既有太阳病的表现，也有少阳病的表现。从临床表现上来看，张仲景在讲柴胡桂枝汤的时候，主要突出了两个症状，一个症状叫作"心下支结"，一个叫作"支节烦疼"。"心下支结"可以看作是从少阳病的"胸胁苦满"发展而来。"胸胁"就是肋骨以下，包括胃脘在内。"苦满"是一个自觉症状，进一步发展，在小柴胡汤中提到了"心下痞满""痞硬"，到了柴胡桂枝汤中间就成了"心下支结"。所谓"支结"就是"支撑结聚"，这种结聚的程度是比较重的。这个症状可以看作是提示了这个病是我们用柴胡桂枝汤去治疗的少阳病这部分，它的气机郁滞是比较重的，相比一般的少阳病气机郁滞程度还要重。

另外一个症状就是"支节烦疼"。在太阳病讲麻黄汤的时候，我们讲了"骨节疼痛"，疼痛的病症在寒性的病变中更突出一些，但是在太阳与少阳合病中叫"支节烦痛"。从语言的角度来讲，"支节烦痛"的程度就比"骨节疼痛"还重。

面对着这样一个太阳与少阳合病，而且两方面的郁滞都比较重。疼痛就是"不通则痛"嘛，不通畅的程度更重。照道理来说是应该用一个重剂，但是柴胡桂枝汤这个处方反而是一个轻剂。处方中柴胡和桂枝基本上都是比原来的柴胡汤和桂枝汤要用得轻一些。怎样来解释这个问题？这就涉及中医里头一个生理问题。在《灵枢·本藏》篇就讲了这么一段话："肾合三焦膀胱，三焦膀胱者，腠理毫毛其应。"分开来讲，太阳对应毫毛，三焦对应腠理；合起来三焦、膀胱共同对应腠理、毫毛。换句话说，它们两个合在一起，对于我们人身之气，特别是卫气的布散，起着非常重要的作用。一个是通腠理的，一个是通毫毛的。这个毫毛不要理解为那几根毛，实际上就是皮肤皮毛中的气，是卫气。我个人认为，由于《黄帝内经》提示了它们生理上的这种关系，所以当把这两个方合在一起用的时候，可以看作是把两个"药"：如果把桂枝汤看作是一个"药"就叫桂枝汤这个"药"，小柴胡汤看作是一个"药"就是小柴胡汤这个"药"。把这两个方合在一起用的时候，它们发生了一个"相须"关系，所以它用量轻反而可以用来治疗重症。沿着这个提示，我就进一步认识到了少阳"主骨所生病"。怎么去认识它？

《中医基础理论》中，讲了一个五行属性归类表，骨是属肾。很多学中医的人往往就"装"进去了，好像一说到骨就非得属肾不可，不能再说第二个。但是，我们从《黄帝内经》的角度看，这都是《黄帝内经》里头的话，我们也不否认肾主骨，现在《黄帝内经》又冒出来一个少阳"主骨所生病"，怎么去看待这个问题？

实际上，人的五脏六腑跟我们全身的任何一个部位都有关系。这就是中医所强调的一个基本观点——整体观。有的时候我们学到具体内容就把大观点忘了，忘了整体观，大家就只晓得"肾主骨"不晓得"少阳主骨"。怎么来看待这个问题？首先要立足于整体观。什么是整体观？就是考虑一个问题要全面考虑，不要局限于某一点。

肾肯定主骨，那少阳主不主骨呢？也主骨！那我们怎么来看待和区分这个问题呢？我个人有这么一个观点，实际上，在中医学里头也贯穿了这个观点。当一个事物跟两个或以上的单位发生关系的时候，我们首先有一个问题要区分，这里头哪个为主，哪个为辅？对骨来说，我们肯定承认肾是第一位的，那么，少阳就是第二位或者第三位，就说它要差一点儿。这是第一个问题，从主次这个角度来讲。

它们在具体主骨的问题上有没有差异呢？有差异！刚才我们讲了少阳三焦直接对应的腠理。腠理是什么呢？张仲景有个讲法："腠者，是三焦通会元真之处；理者，是皮肤脏腑之纹理。"那么，大家想一想，要通会元真，"腠理"这个概念就是一个孔隙。它不是实体的，因为三焦本来就是一个空腔。大家不是争嘛，说三焦是有名无实，实际上它有名也有实。这个实不是一个实体，是一个空腔。所以，从骨的这个系统来讲，骨的实质、骨本质多数跟肾有关，骨关节多数跟少阳有关。刚才讲了，柴胡桂枝汤证说的是"支节烦疼"，它更多是跟关节发生关系。

把这个观点再延伸一下，我用来治疗很多骨关节疾病，比如痹证、痛风，在辨证的基础上我就加一味，根据少阳主骨所生病的这个观点加一味柴胡去治疗，从不同的角度也算是殊途同归嘛。在我们读书的时候，陈潮祖老师给我们讲逍遥散的用途时就提到，逍遥散可以治疗腰痛，这种腰痛主要是清晨出现的腰痛。我们现在扩大了：凡是痹证以关节疼痛为主的，我们适当加一点柴胡。它的效果很好。

所以，我现在把痹证归纳为七个要素。风、寒、湿这是大家都公认的，《黄帝内经》里头"风寒湿三气杂至，合而为痹也"，那是最基本的。再加一个热，风、寒、湿三气闭郁了化热。但是，有热我们就说热，没得热我们就不说。第五个要素是虚。风寒湿三气能够留着而为痹，除了湿性黏滞这个特点以外，另外一方面就是正气虚，不能及时地、彻底地把邪气祛除出去，所以留着而为痹。虚也是重要的因素。痹证留着的部位，不外乎是肌肉、筋骨。肌肉为脾所主，筋为肝所主，骨为肾所主，所以补虚就补脾、肝、肾三脏。至于哪个为主，我们视具体情况而定，这是虚。然后接下来就是气的问题，后一个是血。郁滞久了会导致瘀血，但是，我对这个问题看得并不重，不是来不来就活血化瘀。一般我都不用。在临床上，我开的治疗痹证类的处方，只要有骨关节疼痛的，我基本上都加了柴胡，有的时候可能用点郁金，也是调整它的。因为柴胡有时候有点伤脾胃，如果这个人的脾胃功能比较差，我可能就换一下，换成郁金或者香附，多数还是用柴胡。

整体观：太阳主筋所生病

傅元谋： 我们都知道筋是肝所主。现在我再给大家说一句，同样是在《灵枢·经脉》提及太阳"主筋所生病"。那么，怎样来看待？

类似于前面讲到，我不否认肝主筋，但是太阳也主筋。一般说来，它们的关系，肝是第一，太阳是第二或者是第三。那么，它们的区别，就请大家注意这两点。第一，如果这个筋的病是偏虚的，我们首先考虑肝的问题；第二，如果是偏实的，比如说感受了风、寒、湿邪，导致了筋拘急不舒的，可能我们首先要考虑太阳的问题。把这个问题弄清楚了，就会读懂《金匮要略》痉湿暍病脉证治的"痉"病。为啥子代表的处方是葛根汤？因为太阳主筋所生病。还有一个问题，偏上部的项强，这是筋的病，着重从太阳考虑；偏下部的膝关节不灵活，着重考虑肝的病。

整体观：耳与心肾

傅元谋：再说一个，中医学里头的"矛盾"东西还挺多，大家要学会分辨、理解、处理。我们都知道"肾开窍于耳"，但《黄帝内经》里面有的篇章还讲了"心开窍于耳"，怎样看待这个问题？

这里头有两个问题，除了刚才我们讲了，从整体观的角度来看以外，还有一个问题，中医学在发展的过程中，实际上配属关系大家都在思考。比如，张医生可能认为耳朵跟肾的关系密切一些，李医生可能认为心跟耳朵的关系密切一些，都能够拿出证据来。当然，最后看来这场争论应该是"耳属肾"打赢了，但是心跟耳就绝对没得关系吗？应该是有。张仲景就说了嘛！发汗骤伤心阳"两耳无所闻"，这个是心阳虚证。你不能因为耳属肾，就否定心跟耳的关系，这就不是整体观了。所以，王冰在注释《黄帝内经》的时候，就已经提出了一个观点，叫作"耳寄窍于心"。实际上，王冰这个观点就是我们刚才说的，把它说得直白一点儿，肾主耳，心也主耳。

整体观三原理

曾俊辉：请傅老师讲一下中医整体观相关内容。

傅元谋：整体观是中医的一个重要观点。当然，系统讲整体观的内容不多，但是它都隐含在我们平常讨论中医辨证论治的过程中。关于整体观，有人提出三大原理，我个人是比较赞同这个观点。当然，书读多了，我现在也记不清楚最早是哪个说的这个话。这个不是我的首创，我是借来用。

所谓整体观的三大原理呢，第一个原理就是：我们在研究人的生理和病理的时候，要把它放在跟大自然的整体中去研究。这就是它的第一原理。比如说，我们上一次讨论到春天养生。春天养生，就要符合春天这个季节自然界的变化，就要跟它相适应。这就是它的第一个原理，我们要跟外界的情况相适应。

另外一个问题，还要提醒大家注意。比如说，在成都地区我经常讲到，成都地区诊断阳虚从宽，诊断阴虚从严。为什么呢？因为成都这个地方湿气重，按照中医学的基本观念，湿盛则阳微，所以成都这个地方阳虚的人多。当然，我不是说绝对没有阴虚，但是据我所见，成都地区单独阴虚的还是少数。当然，阳虚中间伴有阴虚这种情况也是有的。既然是这么一个情况，在成都地区：诊断阳虚就从宽，你只要有点儿阳虚的现象，我们就可以诊断；诊断阴虚就从严。我着重强调一点，舌光无苔从诊断学的角度来讲是阴虚，但是50岁以上的人在成都地区出现舌光无苔首先考虑脾虚，不是首先考虑阴虚。实际上也就是像我刚才说的那样，诊断阳虚从宽，诊断阴虚从严。

那么，整体观的第二个原理就是：我们要了解一个系统的生理病理，要把它放在人的整体中来了解。

我这里所说的系统是从中医学的角度来讲的。比如说，我要了解肺这个系统，就不能光看肺这个系统，要把它放在人这个整体中间来看待。那么，通常情况下，至少来说首先得考虑脾跟肺的关系。在中医学里经常说到一句话，"脾为生痰之源，肺为贮痰之器"。我们天天讲小青龙汤治"心下有水气"。它表现出来的病变常常跟肺有关系——咳喘，但是从病机的角度来看，它的核心问题是在脾。你要把这个问题想通，你就得从中医的整体观、从肺和脾的相互关系中去加强认识。再进一步就跟肾有关，呼出心与肺，吸入肾与肝。再进一步说肺就跟心有关，如果说得浅一点儿，肺与心的关系最简单就是从营和卫的角度去理解。肺主气，这个气也包括营气，但它偏重在卫气。心也主气，心里的气、血脉里的气是营气。所以，认识肺要从人的整体去认识。

整体观的第三个原理就是：我们要了解或者处理一个系统某一方面的问题时，要把它放在这个系统的整体中间来看待它、了解它。

比如说，刚才提到了肺跟卫气之间有着比较密切的联系，所以中医学里头认为肺主气属卫。我们要处理卫气的问题，就不能只想到卫气跟肺有关系，不能只从这个角度去考虑，而要联系到肺的整个系统的生理功能。比如说，肺和大肠相表里，如果这个患者同时有大便不是很通畅，那么我们在处理卫气的病变时，就可能要适当地利用这么一点，适当地宣、泻一下。比如，《伤寒论》里头有个非常有名的处方，叫桂枝加厚朴杏子汤。如果说患者有大便不通畅，我常常把这里的杏仁改成郁李仁，就是通过泻下使大肠之气通降。那么，大肠之气通降之后，肺的气也就通降。因为肺和大肠为表里。这里面又涉及脏腑之间的关系了，直接利用了肺和大肠这两个系统内相关关系。同样，卫气的布散是肺的重要生理功能，但我们在处理的时候，如果患者肺的宣降功能失常，在调整卫气的时候也可能遇到障碍，那么，我们在调整卫气的时候也需要适当增强肺的宣降功能。同样，桂枝加厚朴杏子汤在古籍中，是用来治疗喘家得了太阳中风。如果患者不喘，我们也可以用这个处方，这是利用这个处方通过宣降肺气，增强了肺对卫气闭郁状态的调整。

所以，在中医学辨证论治里头，实际上很多地方都用到了整体观。当然，大家都说中医学两大特点：一是辨证论治，二是整体观。但我认为中医学的特点只有一个，就是"在整体观指导下的辨证论治"。整体观不是体现在其他地方，是体现在辨证论治中间的。

第五讲

谈《黄帝内经》《难经》与辨证论治

⟿⟣ 《素问》：饮入于胃 ⟣⟿

曾俊辉：《素问·经脉别论》："饮入于胃，游溢精气，上输于脾。脾气散精，上归于肺，通调水道，下输膀胱。水精四布，五经并行，合于四时五脏阴阳，揆度以为常也。"请傅老师跟我们讲一讲这个生理过程。

傅元谋：好。

这段话呢，可以说是中医讲生理非常重要的一段话。很多问题都跟这一段话有关系。

"饮入于胃，游溢精气，上输于脾，脾气散精，上归于肺，通调水道，下输膀胱。水精四布，五经并行，合于四时五脏阴阳，揆度以为常也"。第一，这段话说明了我们把水喝进去后，正常布散的道路，从胃到脾，从脾到肺，从肺向上、向外，然后向下到膀胱。

首先，我想讲一讲。有人一说肺就是肺降，那么从这段话来说，肺降不降？肺没有降，肺是在升。正是因为肺升，所以肺在人体是最高，从五脏来讲它是最高。因此，我们对中医理论要有认识。有人说肺该在下，因为肺升嘛。哪个该在上呢？肾该在上，因为肾降嘛。这就错了！既然肺主要是升，所以它该在上。肾，我们不说它降。它是另外一种形式，收纳。收纳相当于降，所以它在最下。肺这个脏有升有降，实际上不只是肺。《黄帝内经》里头有一句非常重要的话"升降出入，无器不有"。实际上每一个脏都有升降出入，只是看哪个是它的主要方面。肺的呼出是它的主要方面，后来才有"呼出心与肺，纳入肾与肝"。一定得注意，肺有升有降，但以呼出为首，为它的主体部分。所以，为什么我们治疗肺的病要发散，就是这个道理。

回到"饮入于胃"这一段话。它主要说明了水液在我们人体内走的过程。这个我先不多讲了，因为大家都很熟悉。还请大家注意一个问题，按照中医学的理论，水能不能够自己走啊？不可能！水要什么才把它推动走？气！因此，在这段话的后边还隐藏着一段话、一个事情：有水就有气。水怎么走，气怎么走，或者说倒过来，气怎么走，水怎么走。我们吃进去的，除了水以外，包括吃下去的食物，食物的精微。怎么走？同样经历了这样一个过程：由胃（当然，这个地方的胃可能包括了大肠、小肠，胃是六腑的代表）到脾，由脾到肺，然后向外敷布。

注意，在这个过程中间有一个插曲。这段话是从总体上来讲的，到了肺以后，它不是直接外出，而是到了肺所管辖的一个附属器官，中医叫做"膻中"。到了这个地方，它跟膻中之气两个混合着，这个气就是人体之气的一个本源。这个气分散出去以后，到了五脏，就叫五脏化生五脏之气，就是我们通常所说的"真脏之气"。不要认为"真脏之气"是坏事，没得"真脏之气"人活不了的。真脏脉为啥子不好？就是因为没得胃气只有"真脏之气"；真脏脉的坏处在于胃气败绝了，而不是说"真脏之气"不好。所以，我们人身之气就包括胃气、真脏之气，这些混合起来才是我们人体真正的气。膻中这个地方的气叫做宗气。为什么叫宗气？气海里的气叫元气，是"一级气"，膻中里头装的气是"二级气"，所以叫宗气。这个气派生出去第一支就是卫气。卫气的布散过程实际上跟津液的布散过程是一致的。有津就有气，有气就有津，"上焦开发，宣五谷味，熏肤、充身、泽毛，若雾露之溉"，这个就是夹了津液的卫气。发散过后，这个气就归入膀胱。

现在还有一支这里没讲到，但是后边又说到了，"食气入胃，浊气归心"。这段话是有跳跃式的，因为前头讲了，《黄帝内经》就用不着再去一一地讲了，所以就跳过去了。实际上这段话应该是说：食气入胃，到了肺，再到膻中以后，阳的那一支出去是卫气，阴的那一支呢，就到心。所谓"浊气归心"，就是我们人气中间偏阴的那一部分、厚重的那一部分，注意不是秽浊的那一部分，就到心，这就是营气。所以，实际上这段话重要是因为它反映了我们人体津液的布散、气的布散、卫气的布散、营气的布散。

《黄帝内经》的表述是问答体。问答体中间往往就有脱漏或者跳跃。我们读《黄帝内经》的时候就要把这个脱漏、跳跃补起来。补起来过后，你们什么事情就清楚了。

曾俊辉：不是一种基础教材式的论述，而是问答体式提高讲座（笑）。

傅元谋：对，说到哪点儿算哪点儿。所以你要有一个基本知识过后，你才读得懂那一段话。说"浊气归心"，咋个归心嘛，是吧?! "淫精于脉"，咋个"淫精于脉"嘛？所以你不把这些串起来，硬去讲，怎么都讲不通。

⸺ 损其心者，调其营卫 ⸺

曾俊辉：请傅老师跟我们讲一下"损其心者，调其营卫"。

傅元谋：好！

这个"损其心者，调其营卫"是《难经》里头的一段话。张仲景在写《伤寒论》的时候，在序言里头讲"撰用《素问》《九卷》《八十一难》"，因此，我们在学习《伤寒论》很多内容的时候，要到《素问》《灵枢》和《难经》里头去找源头。也就是说，他为什么要这样做，因为这个"源"在《内》《难》里面。

体现"损其心者，调其营卫"这个原则，在张仲景的著作中，表现得最明显的就是炙甘草汤。炙甘草汤是《伤寒论》中用来治疗心阳虚的方子。"伤寒，脉结代，心动悸，炙甘草汤主之。"那么，既然是这样一个病证，我们先不说其他，这个病证我个人认为重点在心阳虚，而不是心阴心阳两虚。"伤寒脉结代"，"结代"是脉来慢而时一止。按照中医的观点，脉来慢而时一止是偏寒的，就本条文进行分析，心阳虚的结果是出现了"脉结代"，而且出现了"心动悸"。心悸的程度比较重，所以这个病证的重点是在心阳虚上面。心阳虚肯定是一个虚损之证。怎么治疗？"损其心者，调其营卫"，张仲景的重点就在调营卫。

炙甘草汤的基本骨架是桂枝汤。而桂枝汤我们在讨论过程中已经反复讲了，它体现的一个法则就是"调营卫"。这就充分体现了《难经》"损其心者，调其营卫"的这个观点。因为它是以桂枝汤作为一个基本点、基本方，从桂枝汤这个处方我们来看"调营卫"是怎么去"调"

的？首先，要补营卫，所以我强调桂枝汤中桂枝这个药物有三大作用。第一个作用是助脾胃。因为脾胃是我们人营卫气血生化之源，要调营卫，首先就要在来源上头给补充。换句话说，要有充分的水分才说得上调节水量嘛！如果营卫的来源都不充分那怎么去调节嘛？所以，桂枝的第一个作用是助脾胃。第二个作用是促进营卫的通行，这个我就暂时不展开了。第三个作用，桂枝有很好的化气作用，能够化生营卫（促进营卫转化）。当然，这个化生营卫的重点是化生卫气。心阳虚，还是属于气这个范畴，重点还是要化气。

但是，心这个系统或者说这个脏，它的气除了卫气以外，比较多的是另外一种气就是营气，所以，在调营卫去治心脏病变的时候，我们除了注意阳这一方面以外，还要注意阴这一方面。这就是为什么炙甘草汤用了比较多的养阴的药。调营卫对于心来说，除了调卫以外，还要注意调营。

另外还有一层意思，我们在中医学里头有一条规则，叫作"善于补阳者，必于阴中求阳"。刚才讲了桂枝化气主要是化卫气，说得直接一点就是把营气化为卫气。前提条件是营气要充分。患者现在的情况是卫气不足、营气也不足，所以我们在扶助的时候重点在调营气。实际上是给卫气的化生提供充足的后盾，让营气转化为卫气能够持续地进行，能够更好地发挥作用。所以，用了比较多的养阴药。

另外，从我个人的观点来说，对于心的虚损病证，适当注意调营，还体现了《黄帝内经》中另外一个原则，就是"营气者，泌其津液，注之于脉，化以为血"。这样化生的血比我们直接去补血更具有活性。

所以，我们说炙甘草汤是治心阳虚的，但是它实际用了比较大的力量去扶助我们的营气。

这里想再多说一句，炙甘草汤中用的阴药比较多，有阿胶、有麦冬、有生地、有火麻仁。我们怎么样看待这一组阴药。中医的养阴药大概可以分为三类：第一类是生津养液的，第二类是养血的，第三类是填精的。阿胶、麦冬、生地、火麻仁，它们偏重在生津养液。阿胶有双重属性，它既属于生津养液的药，又属于填精补髓的药，但在炙甘草汤中，它是偏向属于生津养液的。另外一个药是火麻仁，它在这个地方也属于生津养液的药。因为很多人一说到火麻仁就想到它润肠通便，润肠通便实际上是它的一个次要作用，生津养液才是它的主要作用。为啥子润肠通便嘛？就是因为它生津养液，所以生津养液才是它的主要作用。另外，火麻仁还有一个作用，叫补中益气。

刚才我们讲了调和营卫，怎么去调和？从脾胃去调和，把脾胃的功能扶助起来之后，营卫自然就充足了。我觉得，这是我们认识炙甘草汤的一个基本观点。

曾俊辉：炙甘草汤的关键点，是从脾胃这个源头加强了"中焦受气取汁"，然后加强了"上奉于心"，"奉心化赤"的这个过程。也就是说，恢复它的功能，就是加强它本身的气化活动。要加强它的气化活动，除了兴奋气本身以外，还要有充足的物质基础保障，从环节上要兼顾脾胃。

傅元谋：就是这个！重点、关键是这个"奉心化赤"。所以，我不是经常讲嘛，经方和时方的区别是：经方是从生理的角度去调整，时方是针对症状去进行调整。

曾俊辉：谢谢傅老师！

傅元谋：比如说，我们讲桂枝汤，你就得弄清楚营卫之间这些关系，你才能把桂枝汤读懂。如果直接（局限地从药物本身功效讨论）说哪个是发表的，你怎么都把桂枝汤这个处方说不圆。

曾俊辉：所以说，《方剂学》在紧密联系生理、病理，深入讲析方剂核心结构方面，还是可以进一步完善的。

傅元谋：是。

五脏虚损：其治在脾

傅元谋：扩大来看，除了对心的虚损，在《难经》里面，五脏的虚损，其治疗重点实际上都是放在脾胃上头。所以说，为什么我对临床疾病的调整偏重在脾胃。

按照《难经·十四难》的说法"损其肺者，益其气"，补气在脾胃补。经常有很多药，你说它是肺的药还是脾的药？分不清楚！比如说人参，说是补益脾肺，因为脾是气血生化之源，要益气离不开这个源头。

"损其脾胃，调其饮食，适其寒温"，实际上这个"适其寒温"是偏重在"温"。因为气血的来源是水谷，所以脾虚了就要去调饮食。当然，这个饮食是个广义的概念，包括药物在内。我们在前面讲过，中医学认为，药物也是一种饮食，只不过是一种特殊的饮食而已。所以，对于脾胃虚损来讲，要适其寒温。我觉得虽然脾胃的病变有时候也要用点儿凉性的药，但是毕竟至少在我们成都地区多数还是温性药。"调寒温"实际上是不要过于寒凉，要偏温，以此保证脾胃正常的运化功能。虽然"清中亦能解表"，但我在临床上用得并不多。因为，清的方法容易损伤人的脾胃。所以，要扶助一个人，给他补虚损，一定不要伤了他的脾胃。以损伤脾胃为代价去扶助人叫作得不偿失。

那么，损其肝呢？"损其肝者，缓其中"，实际上还是在补脾胃（笑）。特别是成都地区，很多肝的病实际上都跟脾虚有关系，与其说"木克土"，还不如说脾虚不能"荣木"。在临床上可能更多见一些。

五脏中，有四个脏的虚损扶助都离不开脾胃。肾是有点儿特殊，"损其肾者，益其精"。但是大家想一下，药物也是一种特殊的饮食，要去益精，如果脾胃不好，就算益精的药吃下去，消化不了还是起不到作用。

所以，在对五脏虚损的治疗中，扶助脾胃是非常重要的环节。尽管怎么去扶助，是有差异的。

卫气的巡行（上）：布散

曾俊辉：请傅老师跟我们讲一讲卫气的巡行。

傅元谋：啊（笑）！

卫气的巡行是这样的。我们从头、从它的产生说起，产生实际上也在巡行。

按照中医学的观点，"肺主气"。肺主气，第一个是肺能够生气。

肺怎么生气？这个气的来源从原始状态来说有三个来源。第一个来源是水谷之气，是从脾胃来的。脾胃运化水谷，把水谷转化为水谷之气。第二个来源是肺呼吸从大气中获得的清气。第三个来源是我们人身上所有的本源之气，通常叫作元气。

这三个气汇聚到肺，具体来说是汇聚在肺所管辖的一个器官——膻中。这三个来源的气在膻中汇聚，在肺的主持下就化生成为我们人体之气。这个气也有人把它叫作"真气"。所谓"真气"，就是到这个时候为止，水谷之气、天空中的清气，在人身元气的作用下，就生成了真正属于我们人的气。它是这个意义上的真气。这个真气，严格意义上我们就要换个名字了，叫"宗气"。

元气是一级气，本源之气。宗气是派生出来的二级气，所以才叫"宗"。宗气要流动。流动主要分成两条道路：一条道路是通常所说的卫气，主要行于人身的体表；另外一条道路就是进入脉中，成为营气。这是三级气。

现在可以着重说一下卫气这一支。卫气从膻中出发，沿着肺系经过喉咙上颃颡（咽喉）进入鼻腔。一支调节呼吸，另一支就从睛明这个地方出来行于体表，这就是我们通常所说的卫气这一支。

卫气从睛明这个地方出来。中医有认为卫气"出"睛明，我们人眼睛就睁开，或者反过来说，我们人醒了，眼睛睁开，卫气就出来；那么，卫气"入"，我们人眼睛就闭上，就进入睡眠状态，或者反过来说，眼睛闭上卫气就入，就进入睡眠状态。这就是大概情况。

好，现在我们讲卫气在体表的巡行。卫气出于体表是从睛明这个地方出来，出来后首先就布散到足太阳膀胱经。因为，睛明是足太阳膀胱经的穴位。这是第一条。

第二条，它不仅进入足太阳膀胱经，还同时进入手太阳小肠经。因为，睛明是手足太阳交会的穴位，所以，卫气从这个地方出来就进入两"太阳"。

第三条，是走足阳明胃经。足阳明经是起于鼻旁，鼻子旁边相当于迎香这个地方。经络运行总的趋势是足之三阳从头走足，那么，按照常规说来，足阳明从鼻旁出来就该直接向下，但是足阳明胃经从鼻旁开始过后它不向下，反而斜向上交鼻頞这个地方。所谓鼻頞，是鼻梁最低的地方，或者换个说法，是两个睛明穴中间那个地方。跑到那个地方去做什么呢？接收卫气。"旁纳太阳之脉"，理解为把太阳的卫气吸收过来。因为我们知道，卫气是行于脉外的，所以它从旁边过就能把卫气吸纳过去。然后向下。当然，向下，它还不直接下去，它还转了个弯，沿着我们下颌的边缘跑到耳朵旁边去了。到这里我们就暂时放一下，待会儿再接到这个地方说。

大家现在看，卫气在睛明这个地方就涉及三条经脉，手太阳、足太阳、足阳明这三条。卫气布散的第一个重要区域是睛明这个区域，涉及了三条阳经经脉。

第二个重要区域就是耳区。耳区的卫气有三个来源、三个去路。

第一个来源就是足太阳膀胱经。我们刚才说了足太阳膀胱经起于睛明，上额、交巅、入络脑，进了脑之后它又出来，其中有一个旁支从巅顶到耳上角，就进入耳区了。这是第一条路。

第二个来源就是刚才我们讲了，足阳明胃经吸收了太阳的卫气以后，它不直接下去，它拐了个弯跑到耳前去了。这是进入耳区的第二条通路。

第三个来源在《黄帝内经》里面说得不是很详细，但是我们根据一些记载，应该是存在这样一个方式——卫气的布散往往是沿着阳经经脉。但是有一个补充，如果它遇到一个大的孔窍，就会沿着这个孔窍布散。睛明旁边有一个大的孔窍，是眼窝，所以，卫气可以沿着眼窝由内眦向外眦传递，到了外眦以后，主要可能是通过阳跷脉跟耳区联系起来。

这就是它的三个来源。那么，它的三个去路呢？

耳这个区域，通过经脉的交叉，就跟手阳明大肠经、手少阳三焦经、足少阳胆经发生联系。大家算一下，前面接触了三个经脉，现在又接触了三个经脉，所以卫气通过足太阳膀胱经跟六阳经经脉都发生了关系，沿着六阳经经脉布散。

好，这就分布到了六阳经经脉，但它在具体布散的时候还不是直接下去，还拐了个弯儿。六阳经经脉在布散的过程中间，不是直接下去，而是在一个地方重新进行了汇合。这个地方就是大椎。注意，这里的大椎不是一个穴位的概念，而是一个区域，包括大椎周边。这个区域发生了六阳经经脉的交汇。为啥子要交汇？通过这个交汇，调节六阳经经脉中卫气的量，使它能够更符合我们的生理需要。

刚才我们说的是各经交各经，但是有可能有的多、有的少，所以到大椎这个地方聚汇一下，"调剂余缺"，你多拿了也没得用，人家少拿了不够用，大家互补调节一下。

这里说明一下，大椎这个穴位也好，区域也好，是属于督脉的。督脉跟足太阳膀胱经有比较密切的关系。怎样来看待他们的关系？这个问题不是现代才存在，古代就存在。古人也存在这么一个疑问，《黄帝内经》里头没直接讲，但一些注释讲了这个问题。杨上善在《黄帝内经太素》中就专门讲了这个问题，说督脉"总督诸阳"，但是他接下来一句话讲"属于太阳"；换句话说，它们的主从关系是：督脉从属于足太阳膀胱经。所以，应该把重新汇聚调节卫气余缺这个功能归到足太阳膀胱经头上。因此，请大家一定注意，我们现在很多人都把这个问题整颠倒了，认为督脉才是老大哥，它管所有的阳经经脉。对不对？对！但是忘了还有一句话，它本身是属于足太阳膀胱经。因为按照中医经络学说的体系，十二正经是主体，奇经八脉是辅佐。主从关系一定要弄清楚。所以，我们为什么讲太阳主表，就是因为足太阳膀胱经在经络系统里头为主。卫气到大椎区域交会以后就按照各自的路子，手经走手、足经走足到了我们肢体的末端。

卫气的巡行（下）：回收

傅元谋：好，这里我们就要讲另外一个问题了。刚才说了在大椎这个地方调剂余缺。这个调剂余缺不是刚好够用，是略有结余；如果没得结余，那就是不够，就是偏虚了。调剂余缺是够用，而且还略有结余。因此，就出现一个问题。结余，剩余的这个气怎么走？怎么办？

剩余气的走向，最基本的一个指导思想就是进入脉中。我们都知道人体的气出来分成两股，一股是卫气，一股是营气。气中间偏阳的那部分就是卫气，偏阴的那部分就是营气。大家想一下，卫气在布散的过程中，有一个重要的功能就是发散。卫气就是要发散。发散才是卫气最基本的生理功能。卫气的其他功能都是在发散的过程中实现的。结余之气是发散之后剩下的，剩下这个气是不是偏阴呢？假如卫气是阳，那么，这个剩下的气就是阳中之阴，阳中之阴是属于偏阴的气，它最好的去向就是进入脉中。所以，《黄帝内经》里面讲"毛脉合精"，怎么理解？毛是指的皮毛，皮毛中卫气布散剩余的部分就进入脉中。

但是，进入手经和足经是有区别的。从手经的这个角度来讲，它们是进入对应的阴经经脉。比如说，手太阳小肠经发散剩余的部分就进入手少阴心经，手少阳三焦经发散剩余的部分就进入手厥阴心包经，手阳明大肠经发散剩余的部分进入手太阴肺经，它是一个对应关系。

这种对应关系怎么反映出来？我们讲一个现象。这个现象首先开始出现在中年人身上，年轻人一般不会有。因为年轻人气的布散往往是比较通畅的，中年以后气的布散就不是很通畅了，所以中年以后的人常常出现一种现象叫作"晨僵"：早晨手指不能正常地握成拳头，屈伸不利。起床以后稍事活动这种现象就消失了。这种现象说明什么问题呢？因为晚上我们气的运行减慢了。这种余气既不能发散又不能进入脉中，就留在我们肢端，起来以后稍事活动，它或者发散了或者进入脉中了。这种现象就消失了。

那么，再进一步，我们在临床上会发现这种晨僵现象有的是全手，有的不是，是在某一个指头或者两个指头。这就更说明了这么一个问题，即手阳经发散剩余进入对应阴经。有的时候临床上遇到患者说早上有晨僵现象，你问他是不是五个指头，他说不是，说我就是大拇指。那么，大家想一想，是大拇指哪个回流出了问题？是手阳明大肠经和手太阴肺经出了问题。也有的患者说，我就是小拇指或者加一个四指。说明什么问题呢？手太阳小肠经和手少阴心经回流出了问题。也有可能有些患者说，我就是中指、拇指出现晨僵。很显然，手少阳三焦经和手厥阴心包经出了问题。但是手上为什么会出现这么一个问题呢？因为手上经脉阴阳对应关系比较清楚，各行其道。

我们手三阳经发散得多，剩下的余气相对来说就要少一些。凭什么说手三阳发散得多？因为第一，我们一般人体上半身的体表温度比下半身的体表温度要高一些。体表温度高，就说明它发散得多，不发散哪儿来的温度呢？第二，我们一般正常的人上半身出汗的概率，通常情况下大于下半身出汗的概率。所以说，我们手三阳经发散得多。

相较于手三阳经相对来说发散得多，足三阳经发散相对来说就不足。那么，发散得不足相应地就说明它余气的量就要多一些，而且这个余气中间阳性气的含量就要高一些。因此，足三阳发散的余气回流就跟手三阳不同。手三阳是进入各自对应的阴经经脉，足三阳发散剩余的余气统统最后归到足太阳膀胱经，进入足少阴肾经，然后回流到腹腔。这是手三阳和足三阳发散剩余的气回流最大的一个不同点。

形成这种情况有个客观原因就是足上经脉的交叉发生得比较频繁，这既为通过足太阳膀胱经进入足少阴肾经创造了条件，也给它提供了方便。它交到足少阴肾经以后，主要的一支就是沿着肾经经脉进入腹腔。先到肾，然后从肾到膀胱。好，我们暂时放一下，这是它最主要的一支。

另外，我们刚才讲了，足三阳经中间的卫气发散相对来说少一些，因此，它所含有的阳性成分就要多一些。换句话说，它其中有相当一部分是可以直接利用的，那么，这种可以直接利用的气就通过阴、阳跷直接上达。这里着重讲一下阴跷。因为它是在主路上。阴跷脉起于足少阴肾经的然骨。当然，这个有争论，我们这里着重是讨论卫气的运行，就不去延伸了。我们也就用这个结论，就是起于然骨。基本上沿着足少阴肾经往上走，但是它不到膀胱，它直接向上经过胸，然后呢，到达睛明穴，进入下一次卫气循环。

进入膀胱的这部分卫气，现在我们给它改个名字。它已经不是真正的卫气了，我们叫作"阴浊之气"。这个阴浊之气不能直接利用，需要经过膀胱的气化，才能把其中可以利用的部分回收过来，所以我们经常讲"气化则能出"就是这个意思。经过膀胱的气化生成三个东西：第一是卫气。就是把阴浊之气中间可以回收利用的部分，化生为卫气。第二部分是津液。就是说阴浊之气中间的一部分水液是可以重新利用的，化生成为津液。这里我又要补充一下，中医理论中间有时候有一些隐含条件，一定请大家注意。我们通常讲气，不要忘了气的背后就有津液，我们讲津液也不要忘了，津液的背后就有气。气和津液是不可分的，有津就有气，有气就有津，这是补充。通过膀胱的气化，最后还要生成一个东西，就是实在不能再利用的阴浊之气就化生成为尿液。尿液储存在膀胱里头，到一定时候就把它排出掉。

那么，现在我们还是回过头来说我们的卫气（卫气再加上有津液）。中医理论里头有一个概念，气不能单独运行。气要靠一个物质来运载，这个物质在脉外就是津液，在脉内就是血液。所以，卫气和津液在膀胱气化作用的推动下，就蒸腾上达从睛明出来，进入下一次的卫气循环。

好，到这里，我们就把整个卫气的巡行过程讲完了。从这个过程就看得出来，膀胱和膀胱的经络在卫气的布散中间发挥了非常重要的作用。第一，它是从睛明这个地方出来的；第二，它通过足太阳膀胱经布散到了六阳经经脉；第三，它在膀胱经所管辖的大椎这个地方进行了卫气的调节；第四，它通过膀胱的气化对卫气的化生和运行做了补充。它就有这么多重要的作用！

因为有一点通常大家没讲到，我们讲到这里了就说一下。《灵枢·大惑论》："夫卫气者，昼日常行于阳，夜行于阴。"这句话怎么理解呢？实际上是：日行于阳，也行于阴；夜行于阴，也行于阳。只不过看哪个是它的主流。所以，请大家一定注意这个事儿，白天卫气的主流是行于阳，晚上卫气的主流是行于阴。如果晚上只行于阴、不行于阳，那么我们人可能就跟蛇一样，晚上摸到就是冰冷的，是不是啊？大家想一下嘛！我们晚上还是保持了一定的体温，说明你体表还是有卫气。同样地，如果白天只行于阳、不行于阴，那么我们内脏就得不到阳气，可能每个人都是"寒中"。

我为什么讲这个问题？因为，讲卫气实际上是讲全身之气。那么，我们这个"气行于阴"怎么行？刚才说了，足三阳发散剩余的部分通过足少阴肾经进入肾，刚才我们只说了从肾进入膀胱，另外一条路没讲。实际上就是从肾这个地方，通过相生相克的关系进行了五脏循环。那么，这个进行五脏循环过后就要产生一个气——真脏之气。刚才我们讲本源之气的时候只讲了三个气，还有个气没讲，这就是真脏之气。真脏之气是四级气，真脏之气经过回流进入肺中。所以，为什么中医讲，我们通过摸脉能够了解全身的状态，就是因为这个气里头含有真脏之气，带来了各个脏腑生理病理变化的情况。真脏之气是不可缺的，所以人的气真正讲起来是四股气：饮食化生的水谷之气，肺所吸收的清气，我们的元真之气这个本源之气，然后就是真脏之气。这四个来源缺一个都不行，包括真脏之气，五脏之气缺一脏都不行。

我们卫气中间实际上就包括了这些，只不过刚才我是从本源讲起，就没有包括这一部分。这样，对卫气的生理病理变化（就能够理解）。所以，为什么我们很重视卫气。因为卫气实际上反映了全身阳气、属阳性的气体的一个变动情况。"一脏无气则死矣！"是不是嘛（笑）！

从"诸痛痒疮皆属于心"谈：症状（直接）病机、证候（综合）病机

傅元谋："诸痛痒疮皆属于心"，这是讲辨证论治中间我们的病机十九条。病机十九条的"病机"和我们今天所讲的病机还有点差距。它更多的是讲症状的辨证、症状的病机、直接引起症状的病机，就是说一个症状我们怎么来归类。

疮疡从五脏的角度来说归于心。因为心的主气是热气，实际上就是说疮疡本身直接跟热有关。是不是整体、综合跟心热有关，那是另外一回事，那是下一个层次的问题。就是说，患者生了疮了，来找你看病，你先考虑有热。这是简单、直接的归类思维，这没错。但这位患者是真热假热？热的性质、本质、五脏状态等是怎样？是在下一步整体、综合辨证的时候再来进一步深入分析。懂这个意思没有？从症状上来说，他这里长个疙瘩就肯定有热，至于真热假热（笑），需要进一步深入分析。

"诸痛痒疮皆属于心"，也就是说，这里长了个疮跟心有关。这是从其直接属性及简单归类上来说。我也承认相关，但是从整体、综合、深

入辨证的角度来看，它是不是跟心有关，那就是另外一个层次的问题了。我要把所有症状综合起来说这个事儿。综合起来，都说这个病跟心有关，那我的用药就肯定跟心有关；综合起来，说它跟心没得关系，我用药可能就跟心没得关系。懂这个意思没有？我讲这么一个情况。从中医学的角度来说，症状有症状的寒热虚实，证候有证候的寒热虚实，但是我们讲辨证论治的重点是证候的寒热虚实、证候病机，不是症状的寒热虚实。

很多人就跨不过这个坎。比如说发热。发热这个症状肯定是热，但是从辨证的角度来讲，它是不是热呢？不一定！太阳病的发热就不属于热，它就是表寒，懂吧？那么，既然是表寒，我就不用清热药，我就用温散药。很多人学中医就跨不过这个坎。说他都发烧了你还在用温性的药。因为他的病机是寒，不是热！懂这个意思吧？不要一说热就只晓得清热（笑）。

开鬼门、洁净府、去菀陈莝

曾俊辉：请傅老师跟我们讲一讲治疗水湿的大法。

傅元谋：治疗水湿的大法，大家都晓得。《黄帝内经》里头所讲的"开鬼门""洁净府""去菀陈莝"，就基本上把治疗水饮为病都说完了。

这三句话实际上代表了两个层次。第一个层次相对来说叫作"新水"，这是相对说来。它就是水，除了水以外没得其他的病理要素。它停聚的时间相对说来比较短。第一个层次就是"脏水""久水""陈水"。所以，这三句话实际上反映了我们治疗水病的两种类型。

先说第一种类型，新水。不外乎给停聚在体内的水饮找个出路。这个出路最常见就是两个途径，一个汗法，一个利法。利法用现在的话来说属于消法，但它属于消法中间的利水法。这就是我们经常说的"开鬼门""洁净府"。

什么叫"开鬼门"？说得直截了当一点儿，就是发汗。"开鬼门"这个提法在《黄帝内经》里是比较特殊的，就只在这个地方讲了，其他地方没有讲到。这里头实际上反映了一个问题，就是在古代中医学也有很多派别，因此在运用术语上面各个派别就有一些特殊性，所以叫"开鬼门"。

"鬼"作为"鬼神"之"鬼"是一个后起的意思，就带有迷信色彩。实际上"鬼"的本来的意思就是"归"，当归那个"归"。鬼者，归也。中国古代哲学，主要的派别一个是儒家，一个是道家。儒家和道家都是唯物的，认为人死了就回到他的本源去了，所以鬼的本来意思就是"鬼者，归也"。就是人死了，人就变成了鬼，变成了鬼的实际意义就是回到了他的本源状态。所以"开鬼门"，实际上是使我们人体之气跟外界交流，从天得到的气，我也让它回到自然界去，就是这么一个意思。"鬼门"就是"归门"，就是从天气变成人体之气，人体之气代谢完了过后，它又回到自然中去。就是这么一个通路。

这个通路，说得具体一点儿，就是我们的汗孔。正常情况下，通过发散就把多余的水分发散出去了，我们人就不会肿。当然，这种治疗水饮的法则主要是针对水液停聚在肤表，风水、皮水这一类的。所以大青龙汤的"身不疼，但重乍有轻时"，实际上就提示这个患者很可能在肤表有水，通过发汗去处理。

那么，"洁净府"是啥子意思？"净府"就是膀胱。我认为六腑实际上可以把它分成三阳三阴。三阳就是净的，三阴就是浊的。哪三阳呢？三焦、胆和膀胱。哪三阴呢？胃、小肠、大肠。大家看看胃、小肠、大肠里面的是什么呢？是水谷，有形之物，所以叫作阴、浊。当然，这是相对来讲。那么，三焦、膀胱和胆有什么特殊性呢？三焦是孤府，有形无形就一直就有争论，我是持有形论者。只不过它这个形不同于一般的形，是我们人体内的空腔。这个空腔里面装的气和水。"三焦者，元气之别使也"，那肯定里面装有元气；三焦又是水道，既然是流通的道路，肯定里面有水。从这个角度来说，它至少没有装食物在里面，所以我认为它是属阳的府，是清净之府。它没得有形之物。

"胆"，明确讲了它是清净之府，当然还有个名字叫"奇恒之腑"。它里头装的是胆汁。胆汁不是废物，胆汁也是"水"。这个"水"有点接近于精微物质，所以给胆取了个名字叫"奇恒之腑"。所谓"奇恒之腑"，意思就是它既具有腑的特性，又具有脏的特性。这个胆汁不能把它排空了，排空了我们正常的生理活动就进行不下去。现在有些人把胆取了，但中医不太主张这种处理方式。

然后剩下的就是膀胱。膀胱在这个地方把它叫作"净府"，因为它装的是"水"，没有装食物。所以，这个事情的来源，我是这个看法，是这么来的。因为要说到"净府"，我就要理一下，是不是只有膀胱是"净府"？胆是"清净之府"，它难道不叫"净府"吗？当然，在这个地方，"洁净府"肯定是指的膀胱。对于膀胱来说，我们要洁，怎么洁？就是利尿。五苓散我们已经讲得够多了。这两个办法去治疗，我们通常都是去治比较急性的水液停聚，所以把它叫作"新水"。

另外还有一种水，就是"陈水"，比较久了。这就是所谓的"去菀陈莝"。"菀"就通"郁"；"陈"就是"陈旧"；什么是"莝"？莝是草字头底下一个"坐"，莝的本意是"铡草"，引申意就是铡碎了的草。做什么用？这实际上反映了中国农业已经在开始使用肥料了，把这个草用来沤肥。

我到彝族地区工作，看到了很多古书上头的记载。过去彝族的家门口就挖有一个宕宕。这个宕宕里面有洗锅水，然后把牛啊、羊啊吃剩下的草，没吃完的已经不能再吃了的草，丢到里面做沤肥。这个地方就是用这种沤肥来形容这种陈旧的、秽浊的水邪。对这种陈旧的、秽浊的水邪，用通常的发汗、利尿的方法就没什么效果，也就是说我们要用攻逐的方法。

那么，这个攻逐的方法是哪些呢？从《伤寒论》的角度来讲，比如说陷胸汤，这是攻逐的方法。大陷胸汤、小陷胸汤、三物白散都是在我们考虑的范畴之内。后世的，比如我经常提到的禹功散，实际上也可以看作是陷胸汤的一种变异，法度不变，峻法缓用。在明代的时候就出现了所谓的"代陷胸汤"，用的是猪牙皂、牵牛子、大黄，就要用这些方法去治疗。至少《黄帝内经》把我们治疗水液停聚最常用的三种方法，不管是新水也好、陈水也好都讲了。这是它的一个创造。到今天，我们还没跳出这个范围，大原则更细化，具体手法有深入发展（笑）。

去菀陈莝、辛开苦降与分消走泄

学生问：师兄上次提到，长期易汗者，为什么可以用调阴滋阴，用六味地黄丸加减？哪些情况或体质可以用这种方法？

曾俊辉：不是所有长期出汗的都是六味地黄丸滋阴。我说的是一种属于阴不配阳，阳气容易扰动的。举两个例子。一个是肺痨晚期阴伤入肾、入骨、入血，这种患者一般喝点热水就出汗，吃点饭就出汗。另一个例子是产妇分娩胎儿以后，也是一种急性的、实质性的丢失、损失，实质就是阴。所以产妇汗多，《金匮要略》用小柴胡汤去梳理平衡阴阳，这是治标。那么，如果小柴胡汤效果不好，或者产妇汗多又久久不愈的，这种要考虑用六味地黄丸。那天有同学提问，一吃饭就汗出蒸蒸，冬天也是这样，我就提了这个思路，可以考虑六味地黄丸、八味地黄丸、二加龙骨牡蛎汤这一条线。

谓苦辛通降，是辛开苦降的另一种运用，强调苦降，辛开比例上少一些。辛开苦降来源是对《伤寒论》半夏泻心汤方意的解读；也可以追溯到《黄帝内经》"去菀陈莝"的说法。后世所谓"分消走泄"，也包括了辛开苦降。分消走泄实际上包括了调气、宣散，这就归到"开鬼门"，也就是所谓的"走泄"。后世把"开鬼门"这个法更细化了，除了解表药、风药，更衍生出香燥，性味选择从温就逐渐发展出平或凉，从重剂、劫剂到轻、中、重都有，而且进一步探索出了从苦辛到酸这一条路。比如绿萼梅一类，这就是为了调和辛苦耗胃汁、伤阴的问题。走泄的另一方面就是攻逐水饮。

宣、利、燥，这是一般的治湿大法。这是针对湿这个层面。更深入的是考虑从五脏功能结构上去认识这个湿是怎么来的，这才是更深入的问题。换句话说，有些时候疾病的表现和直接原因可以归到湿，而深层次病机可能不在湿本身。

哪些情况可以考虑辛开苦降？一般来说，湿聚中焦成痞，就是有结聚的现象了，要考虑用辛开苦降去解开。但要注意，辛开苦降有可能伤胃阴、竭胃汁，所以叶天士反对在能够用宣散、芳化、渗利的情况下去用辛开苦降。如果一方面有湿邪的痞结聚集，另一方面，其人也有胃阴不足，为了防止苦辛化燥，要么你同时滋阴，要么你一攻一补分步骤来。但有可能这些处理都不理想，所以温病学把这个问题再次提出来，怎么解决？用酸苦、酸辛合用来避免这个问题。以酸制约苦辛伤阴的弊端，同时用酸来加强通行，配合气的流动。始终还是要明白，阳明是津液之主，而且张仲景在《伤寒论》中就提示了，阳明伤阴可以一直深入到厥阴。所以，不是任何阳明湿热的问题都适合用辛开苦降，有正当用的，有勉勉强强的，也有不适合的。

寒之不寒：阳明病的深入变异

曾俊辉：傅老师，"寒之不寒，是无水也"，您咋个看？

傅元谋：它是说，一些热象不一定说本质就是热证嘛！常规处理热嘛，就应该用清热的方法，但是单纯用清热的方法，效果不好，这就叫"寒之不寒"。"寒之不寒，是无水也"，可能清热的同时就要适当地去养阴。养阴反而热象消了。

所以，中医有很多关键点，有深入的辨证论治思维。用我们现今的语言来讲，"寒之不寒"它就不是直接针对病象，是属于间接针对。那个热象是由于阴不足引起，清不掉。而且这种间接针对是必要的间接针对。这些理论要点就是中医的精华，只晓得"寒者热之""热者寒之"，那还只是初级的中医（笑）。

曾俊辉：您对"苦寒化燥"怎么看？

傅元谋："苦寒化燥"，我认为有两个原因。一个是把脾胃伤了，脾胃不能正常地化生、布散津液，它也会化燥，所以有时候用苦寒药过度或者不适当有这个弊端。另外呢，本来是一个湿邪为病，用苦寒药去治疗。这是正治，但是用得不恰当，反而把阴津伤了，所以中医里头就有一个湿生燥。我有一个病例，拉肚子。六月份开始拉，一直拉到九月份，最后是便血。这就是湿邪化燥伤阴至血，最后用的黄连阿胶鸡子黄汤，育阴清热、滋阴降火治好的。也就是说，任何一个治法，都有它的优势，也有它的不足。

但是我们现在就有点儿苦寒成风。我不是讲嘛，我们当年编写六版《伤寒论》教材的时候，后来开了个回顾总结会。我还说得比较委婉，我说少阳病的病案都选得不太好。因为少阳病本来是主要讲和法，小柴胡汤是代表方。小柴胡汤用和法是以柴胡为主，不是以黄芩为主，结果选的病案都是把黄芩用得很重，苦寒药用得很重。这样的病案就没有体现到关键点。

讲讲我最早接触到一个事情。1965 年，我们在乐山实习，一位妇产科的西医老师，用苦寒药来治疗产后感染，用好多！黄连 30g（笑）。按照中医的一般思维方式，产后首先是气血不足，对不对嘛？即使有点儿炎症，你用点儿可以，用 30g，还是太多了。虽然黄连是《神农本草经》上品，不是那么伤正，但是给产妇用还是需要谨慎些。

曾俊辉：我们跟《伤寒论》联系起来，"寒之不寒，是无水也"，是不是可以理解为从阳明一只脚就跨入了厥阴。

傅元谋：是。

曾俊辉：在阳明，应该清热。在苦寒燥湿的基础上，热清不下去，就要考虑这个热为什么清不下去？实际上，是因为阳明本身的津液大伤，而这个津液损伤，深入来看就可以联系到三阴，特别是厥阴。

傅元谋：厥阴和少阴都有，我前面讲那个病例（腹泻发展到便血后，用黄连阿胶鸡子黄汤治好）就很典型。那个患者，他当时说的是："我们家就是养鸡专业户，每天我吃两个鸡蛋，你还叫我拿鸡子黄来化到药里头？"我就只有给他说，这个是药用，不是食用。结果就真的是效果非常好。哪怕他天天吃鸡蛋，都没吃到那么好的效果（笑）。

曾俊辉：以前治疗温病啊，没有现成的药，那会儿就是鸡蛋放到井里头冰了，捞起来就生吞，来治温病。

傅元谋：是是是！我就接到你这个话说嘛，虽然我们说鸡子黄用到黄连阿胶鸡子黄汤里面不能用蛋白，但是，实际上你带点儿白也没太大问题，也可以。

热之不热：气化功能与物质基础

曾俊辉： 接下来还有一句"热之不热，是无火也"。

傅元谋： 实际上也是一样的嘛。

曾俊辉： 温不起来。

傅元谋： 哦，温不起来！温不起来，说明你这个阳气的化生没有来源，"益火之源，以消阴翳"。

曾俊辉： 这时候也是要补一下阴。

傅元谋： 是！这些就是中医比较核心的内容，所以我就讲，只晓得热了就去清、冷了就去温（笑），就差一截嘛。

曾俊辉： 傅老师，"温不起来"这个事儿给我们扩展一下。

傅元谋： 它这个问题在这里，只晓得去温，温还是需要物质基础。

曾俊辉： 也就是说，温是调动提升气化功能，而功能提升需要结构与物质基础的支持。

傅元谋： 对。没得物质基础，就算你把它温起来，持续时间不长就散掉了，跟阴不足有关系。这个阴，一般来说属于"精"的范畴。阴精，这个不是血，还是属于精。

这个时候还是要用生地、熟地，左归丸、右归丸这些了，这种情况不能单用温性的药去处理，还得考虑把阴精补起来。也就是说，要补阳，不能单纯地去补阳，单纯地去温，还得考虑到阴的问题。

曾俊辉： 实际上这个处理还是附子法。但是附子法这一条路就要加上（重用）甘味药，或者加上生地、熟地；要么就换药，硫黄、紫石英、五石散这一路，要么就是血肉有情之品，鹿茸、鹿角胶、阿胶、左归丸、右归丸这一路。

傅元谋： 也可以考虑用点儿当归。因为在温阳法里头有一个温阳活血法，就是加当归。实际上还是把阴给补起来，温阳效果才能发挥。

曾俊辉： 附子桂枝地黄法。这是先后天结构，是肾气丸法。

傅元谋： 哦，就是！

再谈温阳：反佐辨析

曾俊辉：请傅老师跟我们讲一讲"反佐"。

傅元谋：这个题目呢，既好讲又不好讲。好讲呢，大家好像都了解什么叫反佐；不好讲呢，也是究竟什么是反佐？我们先得把这个问题弄清楚。

首先，"反佐"这个术语呢，是从《黄帝内经》里头来的，但是《黄帝内经》没有说得很清楚。《素问·至真要大论》说："偶之不去则反佐以取之。"当然，反佐从根本上来讲，既然是"反"，它跟病机就是反的。既然是"佐"就不是主、多。比如病机是寒证，反佐就要用点儿寒药，因为寒者热之嘛，这是正面的。但是这个寒证呢，用一般的方法"寒者热之"去治疗效果不好，因此，就要反其道而行之，要用点儿寒性的药。

表面上是在这么说反佐的定义，但是从《黄帝内经》的这段话看，还是有些不清楚的。在《黄帝内经》里面什么叫"偶"？"偶"，就是不用单一的方法。如果用我们今天的说法，是一个复杂病机。复杂病机，所以它的用药就复杂，如果按照《至真要大论》本身的说法，叫作"三君六臣"：三个君药、六个臣药。"三君六臣"说得有道理。我们讲伤寒的时候，就讲了复杂病机究竟可以有几个病机。我提了一个数据，对不对嘛，供大家参考。复杂病机最多包含四个，为什么呢？"三阳合病"，既然三阳合病，那就是三个，太阳病的病机、阳明病的病机、少阳病的病机；为什么还加一个呢？痰饮水气。这些你总还要遇到嘛！四个，不能再多了，再多就乱套了，就失去对矛盾主要方向的判断把握。

既然"偶之不去则反佐以取之"，那么就说明一个问题。这个病本身就是一个复杂病机。复杂病机有些时候用药你就不好说叫做"反"，比如说，三阳合病的病机，你既要考虑到太阳病的治法，又要考虑到阳明病的治法，还要考虑到少阳病的治法，你怎么去说它"反"呢，是不是？那么，这里面实际上就提示了一个问题，就是我们后来讲的"三阳合病治主病"。所以，"偶之不去则反佐以取之"实际上就提示了这么一个问题：复杂病机，你用针对复杂病机的方法去治疗效果不好，你就不要只是去考虑复杂病机了，你可能就要收缩你的战线，突出某一个方面。在这个时候，针对这一个方面，你用一些相反的药，那么可以叫作"反佐"。这种情况我可不可以不说是"反佐"呢？对不对？所以，我就说"反佐"这个原始定义就不是非常明确。

另外，"反佐"还有一个理解，说是药物配伍方法之一。我们看《中药学》教材在配伍这个问题上讲了"七情"："单行、相须、相使、相畏、相杀、相恶、相反"，这里头没有"反佐"。这个"相反"和"反佐"是两回事儿。所谓"相反"是一个药物抑制另一个药物的作用就叫做"相反"，跟"反佐"是两回事儿。所以，"反佐"不是药物配伍的一个概念。那么，"反佐"是一个什么概念呢？刚才我们才讲了"反佐"是一个组方的概念，它和药物配伍不是一回事儿，是有区别的。

从病机、八纲的角度来说，病机有"六要"。这"六要"从虚、实这"两要"来看，实证用点儿扶正药，虚证用点儿祛邪药，是常态。所以就谈不上"反佐"。麻黄汤是一个典型的治实证的处方，它里面用了甘草，你就不能说甘草是"反佐"。第二，比如四逆汤。四逆汤肯定是治疗虚证，但是"附子走而不守"，它有没有祛邪的作用？有。所以，从虚实这个角度来说，虚证用泻药、祛邪药，实证用扶正药是常态，谈不上"反佐"。还是说麻黄汤嘛，麻黄汤是太阳病的代表方，但是它可以一直用到阳明病的初期。所以，叶天士就讲，"到气才可清气"，那说明什么？到了气分，还可以用其他方法，其中最具代表性的就是发散的方法，就是里证用表药。反过来，表证用里药，麻黄汤里头的甘草算不算里药？应该算是里药。所以表里这两对（虚实、表里）也谈不上是"反佐"。

所以，我对"反佐"的定义，是寒热这一对要素里面的配伍、组方要点。病机是寒，根据治疗的需要用寒药去反佐。注意不是寒热夹杂，如果是寒热夹杂，同用清热药、温里药，那就不在反佐的讨论范围之内了。病机是热，根据治疗的需要用热药去反佐，这就叫"反佐"。

那么，从《伤寒论》里面来看，一般认为最具代表性的"反佐"就是白通加猪胆汁汤。白通汤证是一个典型的少阴寒证。它除了是少阴寒证以外，还有一个问题，就是升降出入障碍。现在一说白通汤，就说是"戴阳"。实际上《伤寒论》里头讲白通汤的重点不在"戴阳"，重点在下利。有本书叫《餐英馆疗治杂话》，讲到白通汤，认为白通汤是治疗寒性的胃脘痞满。再加上《伤寒论》中治下利的白通汤，实际上是一个调整寒性的、影响脾胃升降的代表性处方。一个是下利，一个是痞满，实际上它还暗含有一个症状——呕逆。脾胃三症嘛！我们在讲痞证的时候不是讲了嘛。它实际上反映了一个问题：中焦不通。中焦不通，在上可能出现呕逆，在下可能出现下利，在中就是胃脘痞满。虽然这三症我们讲的是寒热错杂痞，实际上所有的痞证，基本上都具有这么一个性质。所以，在临床上我们要注意判断。

白通汤证进一步发展，吃了白通汤之后不但没缓解，反而出现呕逆加重，这个时候就要考虑，改用白通加猪胆汁汤。那么，服白通汤的时候为什么会出现加重？因为它的痞满不通畅，所以服白通汤后在上焦就出现壅滞而生热。这个热不是病机，是个病象。《黄帝内经》里面讲得很清楚，"阴虚生内热"讲的就是这种情况。"胸中满热气熏胸中"，热气熏胸中。如果这个时候我们仍然用白通汤这种纯阳的处方去治疗，就容易使格拒加剧。因此，在治疗的时候要适当用点儿"反佐"的方法，白通加猪胆汁汤。

白通加猪胆汁汤，一个（要素）就是猪胆汁。猪胆汁在这里面，和整个白通汤是反的。它是个清热药。有人说它养阴，在这里我们不去讨论，至少它是个清热的。它的用量用得很少，一合。

当然，这个地方我讲了，古代有些度量衡你不要去推演，推演不出来。按照标准的情况来讲，汉代的一升是将近200ml，有人认为准确的是196ml。那么，一合是一升的十分之一，就是近20ml。这里给我们提示的是：它的用量很少。我换一个话题来说明这个问题。《伤寒论》原方中间的"半夏半升"我们算的是多少？二两五。那么，同等情况下，一合就是五分之一半升，就只有半两。如果按照我们今天的折算比例来讲的话，就只有1.5g。我们今天把《伤寒论》中一两，实际用量折算为3g，猪胆汁实际用量，半两折算下来就只有 1.5g，就是用量很小，而不是很大，这是一个反佐用药的例子。另一个，我们很多时候把它归到"反佐"里面，就是人尿（当然，现在基本看不到使用了）。其实我个人认为，人尿是另外一个法。白通加猪胆汁汤这个处方实际上是采取了双保险：一个是"反佐"，用寒热来调节格拒的情况；另一个是用人尿浊降的性质来保证药力直接达下。而且特别是方后注"若无胆，亦可用"。换句话说，这个处方，我们说它是一个标准的"反佐"，实际上不"反佐"也可以起作用。"无胆"，它用了人尿来引药下行，避免出现格拒的现象，这是最典型的一个处方。

讲反佐，很多人举例提到了另一个方剂，是通脉四逆加猪胆汤。这个方我个人认为重点不在"反佐"。这个方，张仲景是用来治疗霍乱"吐已下断"。这个时候已经不吐了、也不下了。"吐已下断"，是吐泻都止了，患者基本上没有什么症状了。这里，可能有两种情况。

一种就是吐已下断，人体经过邪正斗争，已经把致病的因素清除掉了，但是正气严重受伤没有恢复。这个时候不一定非要用通脉四逆加猪胆汤，就用点小剂量的四逆汤，缓缓以服之。他也能恢复过来。

还有另外一种情况，就是由于严重的吐泻，不但伤了阳，而且伤了阴，实际上这个处方是为后一种情况设的，就是严重伤阴。有人认为，猪胆汁还有另外一个作用，能够补阴。因为它是清汁，有点儿类似于精微物质。而且在四逆加猪胆汁汤这个处方中，猪胆汁的用量更小——"半合"。如果按我们现今实际用量比例折算，可能就是 0.5g 的样子。有那么一点儿味道。

其实，我们现在不说补阴补阳，既然吐已下断，正气严重受伤，我稍微用点像胆汁。这种精微物质，它也有帮助清阳升发的功能，促进我们脾胃的功能恢复。所以，我为什么没有把通脉四逆加猪胆汤归入典型的"反佐"。就是在这个意义之上讲的。

除了上面两个例子，《伤寒论》当中还有两个例子，一般没有把它们归到"反佐"，是我觉得可以把它们归到"反佐"里头。我们刚才给"反佐"下的定义，就是典型的寒证或者热证，因为治疗的需要用了相反的药。你们大家看一看以下这两个方符不符合。

第一个方，桃核承气汤。这个处方是仲景用来治疗蓄血证，热和血相结。既然病机是热，它的用药基本上是寒凉的，所以桃核承气汤基本上是一个调胃承气汤的加味。但是它加了一味药——桂枝。有很多人就见不得桂枝，就说桃核承气汤要把桂枝去了。这个处方是针对血分的病证，血分有热我们是该清。但是请大家注意，心主血脉，血脉的一个基本属性就是要通行，所以纯粹用寒性的药物，不一定对它有利，适当加一点儿温性的药物有利于血脉的通行。血得温而行，得寒则凝，这样有利于血和热交结的分离。那么，桂枝用到这里可不可以认为也是一种"反佐"的方法？

第二个方，桂枝加大黄汤。桂枝加大黄汤是从桂枝加芍药汤来的，主治病证主要是脾胃的运化功能低下，本质上属寒证。用白芍就有点"反佐"的意思了。白芍是凉性的嘛，用大黄就更是凉性的了！这就是因为脾胃运化功能低下以后，腐秽内蓄，它可能郁而化热，为了防止这种化热，所以我们要用一点儿凉性的药。如果从这个角度去理解，可能对"反佐"的认识要更深一些。

曾俊辉：谢谢傅老师（笑）！

傅元谋：我给你说嘛，很多人把寒热并用当成了反佐，这是错的。比如说，有些人把左金丸作为"反佐"的代表。我觉得有的时候它可能是"反佐"，有的时候就是治疗寒热错杂，就是一个寒热并用。

曾俊辉：这个"反佐"，可以理解为是有一个"极"出现。

傅元谋：对，当然这个"极"，不是"极端严重"的意思。

曾俊辉：而是在病机本质属性和疾病症状表现上出现了一种相反的现象，本质是热证，但是现寒象。

傅元谋：是是是！就是它（症状寒热属性）跟病机两个是相反的，如果病机里头有热的病机，这就不叫"反佐"了，叫"寒热并用"。

曾俊辉：另外一个是，下焦阳虚在上焦出现壅滞状态，格阳证、戴阳证心胸烦，后世一般用点儿黄连嘛，或者用点儿朱砂嘛（笑）。实际上我们说，相对于白通加猪胆汁汤，这种用法就浅了一点儿。

傅元谋：而且用来反佐的药物，一般用量是比较轻的，像白通加猪胆汁汤用的胆汁半合。

曾俊辉：另外，我们回到白通加猪胆汁汤来说，这里头猪胆汁和人尿，还是有一些滋阴的作用。如果说猪胆汁用量少，当然，它的着眼点更多就不是从滋阴的角度考虑，而是从定厥阴、从肝引领恢复阳气。人尿在后世是用在剧烈的吐泻（霍乱）之后，仍然下利，出现一种崩溃、衰竭的现象用来快速补液、急救。到后世的急救方法又有所改变，如果不用人尿急救纠正水液电解质紊乱，而是用参附汤、独参汤这一条路，也就是说，把猪胆汁、人尿厥阴这一条路换成了太阴这一条路，以人参为代表。

傅元谋：它这个问题在这儿。张仲景因为时代的局限，当时（多有）战争，不容易得到人参，没怎么用到。所以，纵观整个《伤寒论》，他对人参的很多认识，目前来看，并不符合人参的用药逻辑。也就是说，张仲景没有认识到人参具有益气固脱的作用。

曾俊辉：另外一个呢，《伤寒论》里头芍药甘草附子汤，实际上就应该可以看作是参附汤的一个前身、一个简化版。

傅元谋：我觉得，可以看作是一个简化了的肾气丸。参附汤，我觉得它补气的力量不是很强，但是呢，从养阴的这个角度，让附片化生的阳气不散掉，从这一点上它和用生地、熟地去敛阳有类似的作用。

曾俊辉：另外，从猪胆汁到人尿到后面的参附汤、独参汤，这是一个从厥阴到太阴到转变，再到后面能够用厥阴药扶阳固脱，就到张锡纯大量地用山茱萸，所以扶阳这个问题不仅仅是干姜、附子，还存在多种关键点、角度和手法，比如吴茱萸汤这一条路。

傅元谋：吴茱萸汤跟四逆汤比较，吴茱萸汤散太过、温不足，所以它担不起扶阳固脱回厥以急救的重任，但如果不是很危重，用它缓调还是可以的。

曾俊辉：是的。它给我们指出来一条路，肝寒克胃，克极可暴亡，这是除中。所以吴茱萸汤温阳、复脾胃，在某种程度上有其独到之处。

傅元谋：是，中医就是走的这条路。人体是怎么样一个五脏关系构建。吴茱萸汤从一般认识来看偏散。它是以头痛、颠顶痛、吐涎沫这些作为主证。成无己认为四逆汤的君药是甘草，理由就是四逆汤没有甘草就温不起阳来。这句话是对的，但是把甘草作为君药就不对了。

曾俊辉：就像四逆汤去掉甘草只留下姜、附，有的患者会反馈服药后出一阵汗效果就过了。也就是说，姜、附如果不用甘草去配合制约，即与阳药相配的阴药不够的时候，就会出现"温"的效果不持久，而偏向于表现出"散"的效果。反之，如果是有足够的阴药的配合、制约姜、附，吃下去就觉得暖和，而且这个温暖能够持续，"温"的效果就会持久。

傅元谋：对！所以，就要处理好温和散之间这个关系，不散（通行运转）也不得行，不散阳气也旺不了，但是太过散，化生的阳气都跑了，就白辛苦。我们读书的时候就有老师讲，不要以为四逆汤就温阳，有些温固结构不足、散太过的四逆汤越吃越寒。这是没处理好温和散的关系。你看现在很多老师开四逆汤甘草才三五克，根本管不住。也就是说不相称，它就温不起来嘛。

曾俊辉：道理还是这个道理哈！

傅元谋：至少张仲景不认为甘草好敛湿。你看他的几个方，甘草泻心汤、栀子甘草豉汤都有湿，但是气又不足，他就把甘草用上去了。

第六讲

谈《伤寒论》与辨证论治

太阳篇主方发散力

学生问：傅老师，《伤寒论》条文讲："太阳病，初服桂枝汤反烦不解者，先刺风池、风府，却与桂枝汤则愈。"按照您刚才讲的大青龙汤，在这里我们能不能不用刺法直接用小青龙？因为，这里讲要刺风池、风府，再用桂枝汤。

傅元谋：你颠倒了。讲发散力，桂枝汤的发散力比小青龙汤的发散力还要强一点儿，你懂得这个意思没有？

学生：也就是说，小青龙汤是加强了温里的作用，并没有加强发散力哦？

傅元谋：就是。要加强桂枝汤的发散力，方法有几个。

第一个是调整桂枝汤里头的药物比例。第二个是加发散的药物。这个发散药，必要的时候你还可以加一点儿麻黄，但是麻黄的用量比桂枝小，就按小发汗法的那种比例关系，1:1，3:2，3:1，按那个关系来处理，根据实际情况来斟酌。这是第二个，加其他的发散药。最后，还可以考虑加点宣降肺气的药物，用桂枝加厚朴杏子汤，这些都可以。

你不刺就这样也可以。张仲景讲的这种处理有两种情况。一个就是药已经熬好了，给他扎两针再喝药，也只是一种示例。如果第一剂药已经喝完了，第二剂药你就可以加药进去，就用不着扎针了嘛，或者没得针（笑）。所以这个具体方法你得去斟酌，张仲景只是教你一个思考的方式。

太阳病里面的几个方，如果按照发散力强弱排序来说，大青龙汤排第一，第二是麻黄汤，第三是葛根汤，第四是桂枝汤，第五才是小青龙汤。小青龙汤排老幺①，所以我们经常说小青龙汤不重在发表，是在蠲饮（笑）。在这几个方里面，小青龙汤的发散能力是最低的。

---

① 老幺：四川话，意为最后一个、最末一个。

谈《伤寒论》原文的文势文脉意义

曾俊辉：傅老师刚才谈到读四大经典的问题。如果我们把这个话题再延伸一下，也不只是读四大经典。比如，《伤寒论》我们读了五遍，字词都认识了，行文都熟悉了；读到第十遍的时候，心里面好像有点儿影子了。那么，往下再深入，还是要进入各家，进入各家伤寒研究。

傅元谋：是。你首先要对它的基本内容有一个了解，我不主张一开始学就读各家，所以，对提倡读白文，我还是赞同。

曾俊辉：也就是说，不提倡从各家入手，而是从源头、原文本入手。

傅元谋：嗯嗯，就是这个意思。在这个基础上，你把基本东西把握了，你再去扩大，不然你走进去就好像走到云里雾里去了，东西南北都分不清楚。

曾俊辉：纵观对《伤寒论》的研究，缺乏对于《伤寒论》本身篇章结构、条文之间文势文脉关系的梳理。这个方面，大家有一定的看法，主要争论某条、某部分《伤寒论》条文是不是张仲景原笔。争论之后，多数就从解构、重构原文来达到理解。比如"以方类证"，并没有把《伤寒论》看作是一本完整的书。但是写一本书，段落前后就有相关关系，篇章结构之间就有安排，对不对？当然中华人民共和国成立之后，大家对这个问题是有一定的讨论，但都还不是很深入。我们读一本书，首先还是字、词、句、段、篇、章。

傅元谋：对。都说"字不离词、词不离句，句不离文"。比如说，同样的文字，在不同的篇章、不同的段落里头，它的实际意义就不一样。大家都想速成，想快速讲清楚、简单提出伤寒六经辨证论治体系的主体、大要。

曾俊辉：所以，这个有筋骨血脉贯连的条文，就被剪裁成了一条一条的。于是《伤寒论》原书才被看作是临床病例的简单记录和积累，没有解释出来条文及篇章之间的有机联系。如果要认识到《伤寒论》是辨证论治的专著而不是病案集，就必须认识到它不仅仅是条文的积累。如果只是条文的积累，最多就是伤寒病的专著。

傅元谋：所以我就说，它不是一堆烂字纸嘛，是吧！当然，我们也不否认其中可能有一些颠倒和错漏，但总体来讲，脉络是清楚的。

曾俊辉：对，但是这些瑕疵、文本技术性失调，从总体上来看，并不影响我们从这个方向去开拓《伤寒论》的解释空间。

傅元谋：所以，我就一再讲，其中很多文字可能不是张仲景亲笔，不然怎么叫王叔和整理呢，是吧？那就直接说，张仲景传下来的。张仲景的原书丢失了，是王叔和重新整理形成的，由于王叔和是张仲景的学生，所以，他的整理基本上反映了张仲景的学术思想。就应该这样子来看待这个问题。如果非要张仲景的亲笔，那今天很多老专家的经验都不可信，是不是嘛？

曾俊辉：都是学生写的（笑）！

傅元谋：蒲辅周传下来的多半都是高辉远整理的，你非要说它是高辉远的就不对。我最近看了一篇论文直接把《伤寒例》说成是王叔和的。这些都是不慎重的，里头肯定有王叔和混进去的内容，或者具体的文字是王叔和的，但是，那个学术思想是张仲景的嘛！

少阳病小柴胡汤：伤寒最宜小柴胡

曾俊辉：请傅老师跟我们讲一讲当年在日本交流的一些见闻。

傅元谋：好。日本我前后去了两次，都是去交流。

他们组织得很好，往往是提前半年就提出邀请，然后做准备。

我去了两次，一次是去参加一个瘀血水饮交流会，一次是去给他们讲太阳病。这两次交流都有一个特点。这是我的体会，也是我问了其他老师到日本交流的情况。在日本的交流，最后都要说到两个问题上头：一个是小柴胡汤怎么用，一个是附片怎么用。

当然，重点是第一个问题。我们是从四川去的，附子大都是四川出的，所以跟他们交流的时候，对我们从四川去的医生，特别喜欢问附子怎么用。

第一次交流讲瘀血和水饮。我讲课的重点就是小青龙汤。照理说，讨论就应该围绕着小青龙汤进行，当然，我也承认他们确实围绕着小青龙汤作了一些讨论，但是说来说去，最后就归到小柴胡汤去了。所以可以这样说，日本汉方界对小柴胡汤确实有点儿偏爱。这儿再说个插曲，我们在日本交流的时候，桌子上放的大家随手要记点儿东西的那种稿笺，上面就有小柴胡汤的广告。也就是说，他们对小柴胡汤确实有偏爱。

我讲一下我们交流小柴胡汤的事情。有人就直接提出说："傅老师，请问一下您怎么诊断少阳病？"我就给他讲："我诊断少阳病跟你们不同，你们比较看重的是症状。"确实，日本人非常看重症状，也喜欢发表论文。他们用《伤寒》《金匮》方，一个就是按照《伤寒》《金匮》原书的记载，再就要有点新的探索。他们就探索其他一些病证，跟小柴胡汤靠得上边儿的就用小柴胡汤去治疗。治疗如果好了，他们就写成论文，拿到医学杂志上去发表。其他医生如果读了这篇论文，"我在临床上头也看到过类似的情况，我也可以考虑用一下小柴胡汤"。所以他也用小柴胡汤，如果治好了，他又去发表。所以这样一来，在日本的医学杂志上，报道小柴胡汤的案例非常多。因此，有一段时间他们非常自信，小柴胡汤可以治这样的病、那样的病。案例积累多了以后他们傻眼了。为什么傻眼了呢？这世界上好像没得哪一种病，不可以用小柴胡汤，成了小柴胡汤可以治万病。所以，我们去交流的时候，他们就给我提出这样一个问题："傅老师，您怎样诊断少阳病？"我就说："我诊断少阳病，重点不在症状。因为说症状说不完，你们报道了那么多，好像没得哪一种病不能用小柴胡汤。那说症状说得完吗？"我说："张仲景发现了这么一个问题，他在《伤寒论》里头提出了一句关键的话。怎么讲呢？有少阳证'但见一证便是，不必悉具'。很多人理解得有其合理性，但是理解得浅、不完整。"（《伤寒论》："伤寒中风，有柴胡证，但见一证便是，不必悉具。"）

什么意思？因为少阳病症状的变异性非常大，不要只局限在几个症状上面。所以，很多人没理解到这一点，就去找"但见一证便是"这个症状是哪个。有没有可以用来确定少阳病的症状呢？有，"往来寒热"。

可惜的是，"往来寒热"这个症状，张仲景把它列为少阳病柴胡证的典型表现，但是临床上并不多见。当然在座的做临床的，我相信多数是看到过，但是也有可能还有人没见到过。往来寒热出现的概率太低，所以不具有临床诊断的普遍性、广泛性的实际意义。我曾经给我的研究生讲："哪个人来做一下这个题目，研究一下往来寒热出现的概率有多高？"没得哪个接招，同学就说："傅老师，您那个题目太难做了！"我最初说估计不到百分之五，后来我又说不到百分之一，具体好多我也不晓得，就是概率太低。

所以，我诊断少阳病不是根据症状，我是倒过来用排除法。

第一，这个病证是个实证，这个好判断。比如我们今天（用"来去脉"法勘查）这个患者寸关尺三部都是个"来象"，那么，它对应的病证应该是个实证嘛！

第二，这个病证不具有我们通常所说的太阳病的典型表现和阳明病的典型表现。用伤寒六经分证来讲，实证属阳，虚证属阴。这个病证属实证，就应该属于三阳。三阳既没有太阳病的典型表现，又没有阳明病的典型表现，那么，剩下的它就应该是少阳病。

这里头有一个附带的问题。一开始就出现这种问题的可能性比较小，通常还是要经过一段时间。那么，这个一段时间是多长呢？我用张仲景的话来说，得了外感疾病五六天以后，仍然是个实证，又不具备太阳病和阳明病的典型表现，那么，我就可以给这个病证下个判断：少阳病。

当然有人就要问，傅老师，你这样子下判断有没有错？可不可能出错？我说出错的可能性完全存在。一个医生在临床上完全不出错几乎是不可能的，但是即使我错了，我也没错得好远。为什么呢？既然患者不具有太阳病的典型表现，那他即使是太阳病，这个太阳病也不重；既然患者不具有阳明病的典型表现，就算他是阳明病，他的阳明病都不重。而小柴胡汤它是通利三焦的，因此，小柴胡汤可以借用来治太阳病，条件就是太阳病不重；可以借用来治阳明病，条件就是阳明病不重。所以从临床的角度来说，我没错得太远。我刚才提这几条，我不否认，其中有些可能是太阳病、是阳明病，我把它当成少阳病。既然太阳病、阳明病都不典型，它是可以借用少阳这个渠道去治疗。

所以，有一句话现在仍然管用——伤寒最宜小柴胡。只要是伤寒、是外感疾病，只要是伤寒的、外感疾病的实证，就可以用小柴胡汤。

学生问：怎么理解"伤寒中风，有柴胡证，但见一证便是，不必悉具"？

曾俊辉：从条文文本意思、原意来说，外感三阳实证，本身不典型，那么，就可以用小柴胡汤去解它。所谓"伤寒最宜小柴胡"是从这里体会出来的。所以叫"伤寒中风""但见一证"，就是外感疾病初期、中期，一个不典型实证，你可以用小柴胡汤。在这个时候，如果有典型的少阳证一个或者两个证，是不是更可以用了？柴桂、柴芩、柴黄、柴胡牡蛎，根据情况来选用。这是从三阳来说。

从三阴来说，三阴也有实证。三阴用小柴胡汤的证，一个是本身三阴外出少阳来的，这个正该用。另一个方面就是三阴的实证，呆滞，错杂，趋势方向上不明晰，从哪方面都不好解。那这个时候，用小柴胡汤去推动这个证变化，让它显化出来，或者推动到某一经、某一个关键节点上去成熟，那就可以比较清晰地解决。这是三阴偏实、偏壅滞的"呆证"。如果三阴偏虚的这种"呆证"，张仲景一般用桂枝汤去推动它变化成型，等待它成熟，然后解决掉它。

学生问：温热、暑湿可用和解表里剂，但不能用小柴胡汤，这句话对吗？

曾俊辉：概念不清楚。既然明确判断了是温热、暑湿，那就应当按正治法去治。如果温热、暑湿本身不典型，或者温热、暑湿在少阳有明显的趋势、苗头，或者医生用惯了柴胡剂少阳法，就要用，当然可以用小柴胡去试探、治疗。但是，第一个要注意的是，柴胡剂就要随证变化，柴胡石膏、柴胡滑石，甚至去掉柴胡，用其他方式去活动少阳，都可以嘛。第二个就是要注意，特别是有湿的时候，"与柴胡汤后必下重"的问题。也就是说，在中焦本身不足的时候，柴胡伤脾、伤胃阳，这个时候要疏肝，可能需要避免用柴胡，而用其他架构其他药。可以不离少阳的法。

再谈小柴胡汤：必须重视中医理论

曾俊辉：日本的小柴胡汤，因为运用得比较广泛或者叫"粗糙"（笑），也出现了一些问题。请傅老师讲一讲。

傅元谋：对于小柴胡汤，日本人的看法跟我们不一样，使用也跟我们有差异。比如说，我们的小柴胡汤，现在国内基本上是用党参，中成药也是用党参。日本人不是，用什么呢？目前这个药（代用品）在国内究竟成了什么我都有点儿搞不清楚了。过去有两种，一种叫作钮子七，一种叫作竹根七，都属于三七这个大家族里头的。李时珍的《本草纲目》里头记载的三七一共有四种。一种就是我们今天真正用的三七，第二种就是钮子七，第三种就是竹根七，第四种现在我们叫作见肿消，是菊科的，不是五加科的。一共是这么四种。所谓钮子七呢，是地下的块根，像我们中式衣服的盘扣一样，一个珠珠，后头牵个根须，后面又长一个，一年长一个，挖出来你数，有多少个这个钮子就是多少年生的。竹根七就不是结个扣子，就有点像竹根那个样子，每年长一个，一个圈圈、一个圈圈连起来。我要说的是什么呢？就是过去这两种（钮子七、竹根七）三七，它有的时候，从块根上头掉个根须下去，在这个底下结个纺锤状的，过去有的把它叫作明七（明亮的明，三七的七）。日本人就拿来把这个作为人参的代用品，都是五加科的。当然，我们没实际用过。从总体来讲，就算用了这个，它毕竟不是真的人参，就算有点儿补气的作用，它和真人参的差距还是比较大的。在日本，人参是比较乱的，比较滥的。说比较乱，从中国的观点来说，它就用这个作为人参的代用品。所以，在日本给小柴胡汤的定位，说它是一个补益剂。

我一再讲这个问题，在讲小柴胡汤的时候也讲过。小柴胡汤里头确实有不少扶助正气的药物，但是整个处方综合起来讲，它是一个祛邪剂，不是一个补益剂。虽然它清热的力量不强，但毕竟是一个偏于清热的祛邪剂。日本人用小柴胡汤，他们的用法跟我们不一样。我们开个小柴胡汤吃几剂，往往就要换处方。他不，一用就是三个月、半年，甚至一年这么吃。小柴胡汤对于一些虚证也可以暂时使用，但是遭不住这个三个月、半年、一年这么吃。它就把人的正气伤了。后面，日本出现了因为吃小柴胡汤导致死亡的案例。之后，日本《药局方》（就相当于我们《药典》）不再收录小柴胡汤。

核心问题，我觉得还是到中医药大学学习进修的日本学生说的那个话：日本不辨证，日本汉方不是在讲究中国的辨证论治。他们认为中医理论没得用，方药才有用。这就是没得理论指导的实践，是一种盲目的实践。所以，我为什么反复强调中医要相信中医理论，不然就成了盲目的实践。

谈张仲景以热治热

曾俊辉：张仲景经常以热治热。

傅元谋：嗯，就是！

曾俊辉：我们怎么来看？一般来说，有热清热，以寒治热，这是正治。但是，外感疾病有时候具有它的特殊性，比如证型的成熟程度不同，治疗策略可以不同。我之前也跟傅老师谈过，一些证候某些时候存在一些比较关键的节点。比如说，太阳阳明脾约证，如果提早地清热，就有可能使脾约证不形成，这个不形成不是说脾约证好了，而是说脾约证迁延了。

张仲景这个以热治热的意思：一方面帮助解表，使邪从表来，还从表去，通过解表、宣散卫气调整全身，使邪气不内聚；另一方面也在内推动脾约证的形成，或使邪气内收于某些其他关键点。鼓舞正气，使热邪局限、结实，也就是推动证型高度成熟，从而一下而解。也就是说，经典、关键处方针对成熟度高的证候效果比较好。但是在这个证型成熟之前不以热治热而是以寒治热，那么，这个脾约证可能不会形成，也有可能表解了，表证期被打破了，邪气不结实了，但是"打散了"，留下在内的问题而使这个问题迁延了，比如脾约证迁延为太阴腐秽不去证。

傅元谋：是，有这种可能性。所以，阳明有的时候是创造一个泻下的机会，把它全部解除，所谓"万物所归，无所复传"。

曾俊辉： 以寒治热，把脾胃伤了，打破了燥化内聚的病理趋势，甚至有可能变成太阴。腐秽不去，就不是太阳阳明这种脾约的一个成熟度不高的前期证型。

傅元谋： 所以，我讲了，疾病就是要变化。变化是共性，共性有强弱。变化是疾病的一个规律，疾病有其自身个性。但问题是，理解它怎么变化才能拟出治疗策略。

如果一个太阳病变成阳明病而不是进入三阴，我认为是我治疗的胜利，我没让它变成太阴病。就是从总体来看，疾病这个变化我挡不住，我就通过治疗让它沿着某一种优选的路径变化，沿着阳明这个路径去导下，邪气被正气内聚、内收，局限于一处结实，一下而解，总比变成太阴、少阴好。因为这样就导致邪气散漫不能被内聚而形成迁延状态。特别是素来太阴、阳明之间腐秽不能排除的体质状态，比如太阳阳明体质、太阴腐秽不去体质。

这里头实际上反映了一个问题，以热治热。一个是张仲景倾向于表证要以热治热。使邪还表，调整营卫散内邪，同时也可以促进内在关键证形成。第二个是阳热闭郁在胃脘或有内收、下聚的趋势，有时候也要以热治热。生姜泻心汤就是个例子。同样是泻心汤，生姜在里头算是个热药，只不过这个热药还有发散的这一面。所以，后世就提出火郁发之。这也是以热治热另一种例子。

另外，戴阳是阳虚为本，阳气浮越在外。对这种戴阳面赤，标准的治法就是以热治热。这是以热治热的另一种例子。最近我们在中西医结合医院有一例，就是用热药之后他面赤及阳虚改善了。他这种热，既是假热也是真热。他是由于里外阳气不能够充分沟通，发散不足导致的。但是，必要的时候真热也可以用以热治热。比如说阳明病初期或者燥化力量不足时期，完全可以用麻黄汤、桂枝汤去发散。

傅元谋： 为啥子阳明病初起还用发散的方法去治疗，就是体现以热治热这么一回事情。

曾俊辉： 我也觉得越往中医学前期，比如早期秦汉魏晋，以热治热越多、越普遍。

傅元谋：就是！

曾俊辉：以热不是不能够治热，即使是热的实证也能够治疗，但是存在一定的风险。越往后期（隋唐宋元明清）就更偏重以寒治热。之前我们讲太阳病发热没得恶寒了，它就是热，就不包括寒的因素了，就可以用清热，清热就解表。但是，如果还有恶寒（这个"恶寒"既是症状又是病机状态的重要指征）的因素，那么以热治热、用辛温发汗就更合适。

傅元谋：就是。所以，你慢慢去理这个问题，恶寒的不发热的桂枝汤，实际上你要用麻黄汤也不是说不可以，疾病这种阶段正用辛温发汗开表。阳明病无汗，无汗嘛，就正该发散，用开表宣散以逆转内热壅盛证的成型。

曾俊辉：所以，临床上体会到，一些明显是热证的情况，傅老师还是用温阳的方法去处理效果也很好，也没觉得热象变严重。这个实际上关键就在于使阳气有出路。

傅元谋：就是有出路。所以我就讲嘛，温阳大法你一定把握好温与散的关系，要关注阳气的流动。把握好这个关系，一般就热不起来，使壅滞状态不加重反而得到解除，是不是嘛！

曾俊辉："散"，傅老师特别注意阳气的发散，营卫气的流动，实际上至少包括两个方面：一个是气向外散，一个是水向下降。傅老师的利水药也用得重（笑）。

傅元谋：是嘛。水湿"不与热相搏，其势孤矣"，是不是嘛！"或透风于热外，或渗湿于热下"，实际上温病理论拿到伤寒论里头用，一样用得上，道理无差别。

曾俊辉：实际上，叶天士把这个话说得清楚哦。

傅元谋：张仲景有的时候实际上在做，但是有些话就没得叶天士说得那么清楚（笑）。

曾俊辉：就是。比如说，《伤寒论》第 29 及第 30 条关于阴阳两虚的表述，张仲景没说阴阳两虚，他给你说"夜半阳气还"哦，他给你说

"甘草干姜汤""芍药甘草汤",是不是阴阳两虚嘛。

傅元谋：就是！

曾俊辉：他没说出来阴阳两虚，没有用清晰的病机术语表达，但是他的处理和观察就告诉你这个是阴阳两虚。

谈《伤寒论》三百九十七法

曾俊辉：傅老师在《伤寒论》研究的过程当中提出来一个说法：《伤寒论》有"三百九十七法"，您怎么看这个问题？

傅元谋：《伤寒论》"三百九十七法"，据说最早是宋朝校正医书儒臣之一林亿提出来的。林亿校正完了《伤寒论》过后，给皇帝打了个报告，说《伤寒论》校正完了，一共有十卷二十二篇三百九十七法，除重复有一百一十二方。就打了这么一个报告。

"三百九十七法"，什么叫"法"？按照我们现在所看到的《伤寒论》，所谓的六经净本的第一篇，是太阳上篇。太阳上篇的第十二条，是太阳中风条文。条文下边有个注："一法，前有十一证"（注：非正文注，而是篇前"法目"注为"第一。前有太阳病一十一证。"注文"第一"即太阳篇"第一法"之意）。也就是说，《伤寒论》的条文不都是"法"而是有"法"有"证"。那么，怎样来判断是属于"法"？第十二条是太阳中风证的主治条文。它有论述证的部分，有提出治疗的方法、有处方。换句话说，要成为一个"法"，它就必须既有证又有治法，而且出具体的处方，这个条文才叫作一"法"。那么，相对来说，十二条前面那些条文叫什么呢？叫"证"。我们第一个要明确这个问题，什么是证、什么是法。按照林亿的说法，《伤寒论》一共有"三百九十七法"。

第二个问题，"三百九十七法"是怎么统计得来的？"三百九十七法"的统计是从第四篇《辨痉湿暍脉证》开始的，但是第四篇没算。因为《辨痉湿暍脉证》第四篇只有"证"没有"法"，所以实际上是从第五篇太阳上篇算起的。第四篇本来该纳入计算，但是他没有具体落实这个问题，就没算，算0法。所以就从太阳上篇算起的，一直到哪个地方呢？一直到第二十二篇，《辨发汗吐下后脉证并治》。因此，一定要注意。这个三百九十七法统计的实际范围，是从太阳上篇到最后一篇，也就是从《伤寒论》第五篇到第二十二篇；或者用我们今天的说法来讲，这个范围就是"六经净本"加"可不可诸篇"。第十五篇到第二十二篇根据篇名合并简称为"可不可诸篇"。

但是有一个问题，从第四篇到第二十二篇所有的"法"把它们加起来，凑不够"三百九十七法"。换句话说，就是每一篇篇首统计的注释、"法目"和实际的"法"之间有一个差异。这个差异怎么来的？我们今天看到的宋版《伤寒论》，应该已经不是林亿最早校定的本子"大字本"了，而是赵开美翻刻的"小字本"，其间经过了无数次的翻刻。最初是大字本，后来为了推广《伤寒论》又把它改成小字本。所以，我们今天看到的赵开美本是根据某个小字本再翻刻的。翻刻就可能会出错。现在出版社出版的合格图书的标准错字率是万分之一。就是你这本书有一万字，你可以有一个字出差错。《伤寒论》大概是五万字嘛。"六经净本"大概就是两万多字，加上前前后后大概就是五万字。五万字允许错五个字，翻刻一次错五个（众笑）。不断翻刻，这个错就累积起来了。所以，这个"三百九十七法"我们今天就算不拢了。

曾俊辉：我提出这个问题来讨论，主要是因为现在有的人把《伤寒论》的作用无限地夸大，觉得掌握《伤寒论》就是三百九十七法，学完了好像整个《伤寒论》就掌握了。实际上并不是。

傅元谋：对，并不是。

曾俊辉："三百九十七法"的实质，只是林亿对《伤寒论》文本作初步整理的时候，对于条文类型的一个大致区分。这个区分的基本依据是条文是有证有方还是有证无方。也就是说，条文的概念大于"法"与"证"。"法"与"证"只是对条文的一个文本特征归类。这个"法"的分类思维其实并不能给彻底贯彻，实际上存在很多问题。比如说，只要有方有证就是法，那么，一个条文有证出了几个方，这个算几个法？还是算一个法，对不对？一个条文连贯下来，瓣成了两半，明显是连续起来的，又算成两个法，这个就明显不合理。还有比如说，"大法春夏宜汗"这个不带处方算不算"法"?"凡服汤发汗,中病便止,不必尽剂也",它这个算不算成"法"?另外,刺法算不算"法"?所以说,为什么我们谈这个问题,就是要明白,这是《伤寒论》研究史、伤寒学术史上,初步地对条文的分类,是一种初级认识。因为我们初步读了条文,模糊地觉得条文跟条文之间有点儿不一样,但又没有能形成深刻的内在逻辑结构。只是从条文构成上看出来,有些就带处方,有些不带处方,我们就把他们分开,取个名字有证有方就叫"法",有证无方就叫"证"。但是这种初步的分类方法贯彻不下去,这是一个。

另一个就是要明白,"三百九十七法"在伤寒学术史上有一定的故旧的意义,典故的意义,但是实际临床意义并不是那么大。还有就是,我们现在想把"三百九十七法"还原出来,几乎是不可能(笑)。

傅元谋:除非是哪个墓里头发掘一本大字本出来,是不是嘛(笑)。你想嘛,从北宋到南宋政治变迁、国家动荡、典籍损失,《伤寒论》的最初校对形成"大字本"基本上是北宋末年的事情,所以出来不久过后就散失了。"小字本"的出现是北宋南迁以后为了普及《伤寒论》才重新刻的,再加上我刚才就说嘛,那个时候的误差率比我们现在的误差率高得多嘛。手抄版就不要说了,错误更多。

曾俊辉:刻板,有些刻工都不识字(笑)。

傅元谋:就是!

曾俊辉:所以说,这个三百九十七法啊,如果细理,它问题还多噶!

傅元谋:是!所以,我们也只能评价"三百九十七法"是林亿牵头对条文的初步分类法。

这里附带说一下,喻嘉言写了一本书叫《尚论张仲景伤寒论三百九十七法》。喻嘉言是看到"三百九十七法",但是不晓得"三百九十七法"是啥子、具体怎么落实。他就以他的观点来推测:因为"六经净本"的条文是三百九十八条,三百九十八条离"三百九十七法",只差一条,他就硬把三百九十八条条文,改成三百九十七条,认为这就是"三百九十七法"。所以喻嘉言写了一本书,但是这本书呢,在《伤寒论》研究中还是比较有价值的(笑)。

曾俊辉：是是是。他这个书还是目前《伤寒论》研究专著里头名字最长的，《尚论张仲景伤寒论三百九十七法》（众笑）。

傅元谋：古代好多人会把相近的书名搞混淆。《玉函经》是个例子。《金匮玉函经》是《伤寒论》别本。后有医家著《金匮玉函经二注》则是对《金匮要略》的注本。大家看一看。

曾俊辉：不过，喻嘉言从整体学术造诣来看，还是很不错。

傅元谋：是是是，喻嘉言的论著还是可读的，理论贯恰、有承有展、可用（临床有验）。

曾俊辉：他对专病的研究也很深入，从医案医话可以看出他临床也还是比较好。

第七讲

谈病、方、药

傅氏小青龙汤：由来及主要结构

曾俊辉：请傅老师讲一下"傅氏小青龙汤"。

傅元谋：（笑）这个名字是临时取的，为了便于说明问题，取了名字就不用说那么多话。小青龙汤呢，我一直就喜欢用，只不过它的故事不像麻杏甘石汤那么多。但实际上，包括在乐山实习的时候，我就很喜欢用这个处方，甚至可以这样说，我真正开始行医的第一个处方就是"小青龙汤"。

我毕业被分到凉山工作。刚刚去就遇到一个哮喘患者。那个时候我们的药房还没建立起来，我就给他开了个"小青龙汤"。但是捡药要到云南省去捡，我就亲自跑到云南"大井坝（音）"，在那儿去捡的药。我亲自去就是想看一看那儿的药，质量怎么样，规不规范。麻黄确实是麻黄，细辛确实是细辛。给这个患者捡了两剂药，回来吃了就好了。这算是我毕业以后看的第一个患者，开的第一个处方。所以，我对小青龙汤有点儿偏爱。大家也看到，我基本上很多处方都是小青龙汤变化出来的。当然，在用的过程中间逐渐积累了一些体会。

我在给大家讲小青龙汤的时候就强调，小青龙汤是以桂枝汤为基础变化而来的，不是麻黄汤变化而来的。虽然经常把它讲成一个麻黄汤的附方，但它实际上跟麻黄汤的关系不大，跟桂枝汤的关系更大一些。而且张仲景在小青龙汤的五个加减法里头，有四个加减法是把麻黄去了的。所以，小青龙汤不是以麻黄汤为基础，而是以桂枝汤为基础。因为，一个方的主药都去了，你咋说它是这个方的基础呢？我对小青龙汤的基本认识就是这样。

小青龙汤有个加减，就是去"麻黄"加"附子"。我反复强调，"湿盛则阳微"。特别是在成都地区，成都这个地方，大家来了，肯定都有这个体会：湿气重。因此，成都这个地方阳气虚的人多。在使用小青龙汤的时候，基本上我都要加附子，不管是大人、娃儿。这就是我的"小青龙汤"最基本的结构：去麻黄加附子。在此基础上，在临床实践的过程中我常常加薏仁跟牡蛎，既可以除湿又可以安神。小青龙汤，现在来讲，还有治过敏的作用。最基本的组合就是细辛、五味子（用到小娃儿身上就是"覆盆子"）、薏仁、牡蛎。这就是我这个所谓的"傅氏小青龙汤"的主要结构。所以，那天有人说到这个，我就突然冒了一句："干脆就叫'傅氏小青龙（汤）'嘛！"（笑）就这样来的。

傅氏小青龙汤：应用举例

曾俊辉：请傅老师给我们讲一下傅氏小青龙汤的应用。

傅元谋：这个处方，它是从小青龙汤演化来的，所以它的基本应用跟小青龙汤一样，治疗"外寒里饮"。当然，重在治饮，外寒是次要的，这就是它最基本的一个应用。

从扩展的角度来说，我把这个处方作为一个加强了温阳力量的桂枝汤来用。换句话说，要扩展用，可以用桂枝汤的地方，就可以用傅氏小青龙汤。它具有比桂枝汤更强的化气功能。这是第一个扩展。

第二个扩展，可以用来治湿疹，特别是作为治阳虚寒湿所引起的湿疹的基本方。

第三个扩展，是把这个处方看作温阳除湿的基本方。你觉得病机是阳气虚、有湿邪就可以用它。

至于对这个方的加减变化，就比较多了。比如：加一味浙贝，再加点核桃枝，它就成了一个温阳散结的处方，可以治疗各种肿块、瘰疬；把这个处方加点乌头、赤石脂，它就成了一个温阳开痹的基本方。这方面的变化就多了（笑）。

傅氏小青龙汤：边界及化裁

曾俊辉：小青龙汤从正面来说，在阳虚寒湿这个大背景下可以运用很广泛。那么，反过来，我们咋个去考虑傅氏小青龙汤使用的边界性问题？就是在某些时候考虑慎用或者不使用？或者再把条件说细一点，有热的咋个用？没有湿气的咋个用？

傅元谋：（笑）我是把它作为增强了温阳力量的桂枝汤去使用。从这个角度来讲，假如患者湿气不是很重，当然，我是说假如，因为成都地区没湿气的情况基本上找不到。那就可以考虑把薏苡、牡蛎去掉，就用一个单纯的傅氏小青龙汤去治疗。如果患者有伏热，特别是痰有些浓稠黏滞，脉象又是一个"来"象，那么，可以考虑在这个处方里头合《千金》苇茎汤。成都地区本来"阳虚寒湿"的人比较多，大清热我是不主张。确实还有一种情况就是，患者脉象是个"来"象，特别寸脉是个"来"象，舌尖又发红（注意这个舌尖发红不是点状的，而是片状的），可以考虑合麻杏甘石汤。我一般麻杏甘石汤用量都不大，麻黄 3g、石膏 5g；或者麻黄 5g、石膏 8g。因为，它这个热多半不是单纯的热，是在阳虚寒湿的基础上郁而化热，有一点儿清热的就行了。大概就是这么一个情况。

傅氏温阳散结汤

曾俊辉：再请傅老师讲一讲"傅氏温阳散结汤"。

傅元谋：（笑）"温阳散结汤"不在这个"方"，在一个"观念"。现在一说治癌症，很多医者就用虫类药或者活血化瘀。我不是这样认为。我认为根据《黄帝内经》里头的论述，肿瘤、包块、积聚很多都是因为阳虚导致了津液凝滞而逐渐形成的。我是从这个角度来看待这个问题。

癌症是一个阴性的物质。傅氏小青龙汤本身是治阳虚寒湿，进一步就可以治疗阳虚寒凝；我再增强它的"散结"力量。所以，我就以傅氏小青龙汤为基本方加浙贝，增强它温阳、布津、散结的能力。这就是它的基本构成。薏苡、牡蛎也能够帮助软坚散结。在临床上使用确实是有效。我最典型的一个病例是我的一个同学。她得了胃癌，做了手术之后，没有经过任何西药的治疗，一直吃以温阳散结为基本方的药物。一直生活得挺好。

曾俊辉：为什么用核桃枝呢？

傅元谋：加核桃枝是从民间的一个单验方抽提出来的。

20世纪，为了搞合作医疗"一根针一把草"，在四川省，在现在的科技馆举行了一次大型的中草药展览。全省各地都派了人去。我当时也参加了这个活动，一方面作为工作人员，另一方面也作为观众，把整个展览馆走了好多遍。其中有一个"方"引起了我的注意。大概有四五个展馆都推出了这个"方"：核桃树枝煮鸡蛋。三斤核桃树枝煮三十个鸡蛋，每天早、晚各吃一个。据说，能够治疗癌症。

核桃这个药物本身就有软坚散结的作用，所以，后来在制定我自己这个处方时，除了吸收小青龙汤这个基本要点以外，我就把这个单方化简了，就没用鸡蛋，只把核桃树枝取进来，不论干、鲜，每个处方用30g，用于软坚散结，祛邪。至于温阳散结汤扶正的力量，假如患者真的是体虚，我就用党参、当归这些去补虚就行了。

至少从临床实践看来，温阳散结汤是有效果的。刚才讲的那位我的同学，吃我的药吃了八年，吃到第五年的时候我就跟她说可以不吃了。她说都吃惯了。后来她又到肿瘤医院复查，肿瘤医院的医生也觉得，她的整个情况非常好。其他的病例，有些患者自己去作体检，发现包块已经完全散了。比如说肺癌的患者，包块已经完全散了或者缩小了。所以，我总结这个温阳散结汤有三种程度的效力：第一种就是稳定病情，不让病情发展；第二种就是使包块缩小；第三种就是使包块消失。至于手术过后，来治疗，没得复发倾向，也可以把它看作是"包块消散"的另外一种表现形式。

略谈解表剂的演变

曾俊辉：在张仲景以前、汉代以前的解表方多是乌头、附子等，用来解表，很多容易变为坏证。

傅元谋：张仲景是把哲学的问题抛开了，完全用中医的观点："其在皮者汗而发之。"武威汉简那个时候，中医还没摆脱哲学，"寒者热之"，治伤寒方全是热药，乌头、附子、细辛全部都上！当然少阴病你可以，太阳病用上去可能就要出差错。

曾俊辉：从解表剂整体演变来看，一个方面是从完全"温"到"散"；另一个方面，就是"散"是从"温散"逐渐走向"辛平"，后来逐渐出现"辛凉"。傅老咋看这个趋势问题？

傅元谋：我觉得跟时代的发展有关系。因为在张仲景的时候，感冒"寒"证多，所以张仲景那个时候，基本上就是桂枝汤、麻黄汤打头嘛。当然，也可能夹得有些热，那么小青龙加石膏啊、大青龙汤啊，就能够解决问题了。到了唐代以后就不一样了。唐代是中国历史上最热的一个朝代。那个时候热到啥程度呢？竹子长到长安城外，因此，熊猫就跑到长安城外去巡游。那个时候熊猫不是四川特有的，西部地区都有熊猫的脚印。所以你们看那个敦煌壁画，飞天衣服都很轻盈，因为热嘛。今天凉血散血法的一个代表方犀角地黄汤，就是在《千金要方》这个时候出现的，就进了一步。但是你不能凡是热证都用犀角地黄汤嘛，所以在发展的过程中，就逐渐演化出了"辛凉解表"这一支。

辛凉解表这一支出现，有好的一方面，有不好的一方面。好的一方面就是，它确实弥补了《伤寒论》治法的不足。《伤寒论》虽然也有"辛凉解表"，但就只有一个麻杏甘石汤。这个在辛凉解表剂中，叫做辛凉解表"重"剂，就没得"轻"剂。前面讲过嘛，对任何一个病症都应该考虑力度上的轻、中、重。现在的辛凉解表剂桑杏汤是辛凉解表的轻剂，银翘散是平剂，麻杏甘石汤是重剂，就形成了一个梯度。

另外，江浙一带的医生，包括叶天士（叶天士还是在用桂枝汤）很多都有这么一个情况：基本不用桂枝汤这一类辛温解表剂。唐容川是伤寒派的，他到了上海去行医的时候，风格也变了，也不怎么用桂枝汤了。他提出一个替代：紫苏叶代桂枝。当然，从轻、中、重这个角度来看也是可以接受的。在上海，该用轻的，不用桂枝汤用参苏散，用苏叶代替桂枝。但是，完全成风气就成问题了。一部分江浙的中医用药用得太轻，这就值得考虑了。所以，温病学说传入四川以后，杨栗山就觉得用得太轻！"其在皮者汗而发之。"总要发点儿汗出来嘛！他就加以改造，银翘散加两样药，防风、麻黄。加防风很多人能接受，因为银翘散里面本来有荆芥。荆芥、防风是常见药对，所以加防风大家能够接受。加麻黄很多人就不接受，说这算啥子方！算啥子方？这是加强发散力的辛凉解表剂（笑）。我们不是讲"因地制宜"嘛，江浙发汗力那么弱的处方，拿到四川来用可能就挂不上号。

曾俊辉：确实偏北方地区的人腠里致密轻剂发不出汗，西南地区的人湿气重，轻剂也发不出汗。我整理过"孟河医派"的内容，他们比较经典的医案，从伤寒的角度来看，有一些确实手"轻"了。也有人批评叶天士，"用药轻浅如儿戏"。其实这是傅老师讲的因地制宜、因时制宜，还有是轻中重、短期和长期的结合。傅老师这是很好的视角！谢谢傅老师！

谈四气五味

曾俊辉：请傅老师讲一讲"四气五味"理论，以及在生活中的应用。

傅元谋：好！

"四气五味"，是中药学的重要理论，包括两个方面。

一个就是中药的"气"。"气"又叫做"性"，是指"寒、热、温、凉"。注意这个"气"，跟药物的"芳香气"是两回事。芳香的药物多数有点偏"温"，但是我们这里讲"四气五味"这个"气"，重点是指它的"寒、热、温、凉"，跟"芳香气"没得关系。一定请大家注意！

另一个是"味"。"五味"是药物的"味道"，按照五行的观点，分成：酸、苦、甘、辛、咸。实际上，药物的"味道"还不完全只是这些，但归入这几类了。"麻"也算到"辛"味里头；"淡"也算到"甘"味里头；"涩"算到"酸"里头。这就是按照五行理论把它作了归类。

这就是"四气五味"最原始的含义。

"四气"也就是"寒、热、温、凉"，从中医用药的角度来说，它针对病证的寒热属性。一般来说：如果患者是"热"证，那我们在用药的时候就主要使用"寒凉"性质的药物；如果是"寒"证，我们就主要使用"温热"性质的药物。这是中药"四气"理论的基本点。

根据"五行学说"的观点，对"五味"做了简单的性质归类，每一类有相应的功效。比如,"酸"味的药物有收敛的作用,"苦"的药物有清热的作用,"甘"味的药物有滋补的作用,"辛"味的药物有发散的作用,"咸"味的药物有软坚、收藏的作用。

请大家一定注意:在我们药物学最初兴起的时候,以上理论有它的实用性。后来发现,仅仅依靠这个理论,不足以概括药物的作用。所以,后面有了"功效""应用"出来。我的意思是请大家注意:整个"五行"理论都有类似的情况!它只是代表了这个药物的主要方面,不是代表了这个药物的一切。比如说:刚才讲"酸"味的药物收敛,"酸"味的药物发不发散?也发散!《黄帝内经》实际上就讲了这个事情。《素问·阴阳应象大论》讲"辛甘发散为阳""酸苦涌泄为阴"。它没有讲"酸苦收敛为阴",它讲的是"酸苦涌泄为阴"。所谓"涌泄"也是一种"发散"。所以,我的看法是:五味的药物都有发散的一面,只不过它的强弱不同。

"辛甘"特别是"辛"味的药物发散明显一些,麻黄、桂枝这些都是"辛"味的。"辛温解表"就是典型的发散。那么,其他味的药物有没有发散作用呢?也有发散作用,当然比较"辛甘"味的药物来说,它就要弱一等。比如说,这里所讨论的"酸苦涌泄为阴"。"涌泄"也是一种发散,只不过要差一点儿。不要认为凡是"酸"味的药物都是收敛。芍药是"酸"味的,也有发散的作用。我在讲"桂枝汤"的时候,专门讲了这个事情。只不过"芍药"的发散力是比较弱的,通常来说不把它跟"桂枝"两个去比较,就发散这一点来说不比较。但是,它实际上有发散的作用。因为芍药能够调气,它就能够疏肝。疏肝调气也是一种发散的作用,所以,芍药实际上还是有这方面的作用。我对"酸苦涌泄为阴"这句的理解就是:"酸苦"的药物也有发散的作用,只不过它比起"辛甘"的药物发散作用要弱一等。一个为"阳",发散力量强;一个为"阴",发散力量弱。是这样一个意思。所以,如果我们现在要充分发挥药物"发散"的这个力量,刚才我们说了,从"四气五味"理论来讲,"发散"这个作用重点,是落实到"五味"上头。

我们用药的时候,如果重点要用药物的"气",那么,我们煎煮药物的时间就要短一些,因为"气""味"相比较,"气"为阳,"味"为阴。

如果我们重点要用它的"味",那么,煎煮药物的时间就应该长一些。这个原则在《伤寒论》里头有比较明显的体现。我们通常都晓得"附片"(张仲景那个时候叫"附子",现在叫"附片")是个温阳药。既然是温阳药,我们重点就是用它的"气",所以"附片"从仲景用药的角度来说,它的煎煮时间都不是很长。代表性的处方"四逆汤"。如果按照张仲景的煎法"以水三升煮取一升二合",用了多长时间呢?相当于现今的18分钟。所以你要用它的"气",煎煮时间就要短一些。

"附子"是四川的道地药材。四川人很喜欢吃"附子"(现在这个习俗有所变化,因为现在到药店里头去买"附片"可能随意买不到)。过去四川人到了"冬至"那天,大家都要吃"附片炖肉",有羊肉的炖羊肉,没得羊肉的炖猪肉。1965年到1966年,我在乐山实习,看到当地一个风俗:所有药店到冬至那天卖"十全大补汤"。注意,这个"十全大补汤"不是我们中药方剂里头那个"十全大补汤",其实就是"附片炖羊肉"。药店里头卖,大家都到药店里头去买羊肉汤。这个就不辨证,那个时候没得辨证。大家都吃,没说哪个人把火燥起来,为啥子?大家想一下,那个"附片炖羊肉"至少是熬了一个晚上,久煎,"温"性几乎不存在了,没得"气"了,只有"味",大家都可以吃。这就是个例子。

再说个例子。有一年夏天,我高中同学聚会。有个同学就说:"今天天气热,等会儿回去晚上煮绿豆稀饭。"其中一个同学就说:"我们家那口子不吃绿豆稀饭",接下来又说"但是绿豆炖排骨她又要吃"。为啥呢?他说:"吃了绿豆稀饭要拉肚子,绿豆炖排骨吃了不得拉肚子。"我当时就说:"你们家那口子没有说白①"。你想,绿豆煮稀饭煮得了多久呢?一般来说大概半个小时,但是绿豆炖排骨,没两个小时下不来嘛!这就是我们刚才说的:急煎,绿豆的"凉"性就在;久煎,绿豆的"凉"性就基本上不存在了。所以,你看街上那个卖绿豆糕的,一般来说你脾胃有寒的人吃个把,问题不大。因为绿豆沙就是绿豆久煮,把绿豆煮烂过后做出来的。那个绿豆基本上没啥"凉"性了。

---

① 说白:四川话,意为胡说、乱说。

好！这是说"气"，我们现在说"味"。

如果你在临床上着重要用"味"，那么，原则上这个药就要久煎。比如说我就提出：桂枝汤就要久煎。桂枝汤久煎，煎多长时间呢？按照《伤寒论》里头的煎法："以水七升煮取三升。"有人专门做了个实验，要熬56分钟。我有个算法（现在不讨论这个算法，只说结果），桂枝汤的煎煮时间38分钟。不管是38分钟也好，还是56分钟也好，肯定比一般药店里头熬的时间要长一倍以上。因为，用桂枝汤就是用它的"辛"味，要用"辛"味就要久煎，药味才出得来。

今天说解表药不能久煎，理论是什么呢？说，因为解表药里头含有"芳香成分"，久煎以后，"芳香成分"跑了。我认为，中医治病不是靠那个"芳香成分"。搞中医就得按中医的思维方式来。我就简单说到这个地方。

如果一个处方它使用的效果不是很好，那么，至少在煎煮这个事情上头，得按照中医的观点去处理。

五苓散：化气利水

曾俊辉：请傅老师讲一讲"五苓散"。

傅元谋：（笑）好嘛！今天我们给大家谈一下"五苓散"。不谈辨证，也不说它的运用，我们就只谈这个处方。

"五苓散"是《伤寒论》里很有名气的一个处方。可以这样说，可能很多人《伤寒论》的其他方没有用过，但这个方肯定用过！这个方，是一个典型的"化气利水"的处方。

五苓散可以把它分成两个部分：第一个部分是桂枝，第二个部分是所谓的"四苓"。

桂枝是主药，但桂枝在这个处方中的用量最低。所以，所谓"用量最重的就是主药"，这种观点并不完全正确。那是没去分析处方的实际结构。

桂枝和"四苓"比较起来用量偏低。低到什么程度呢？按照我粗略的计算：桂枝在五苓散中约占全方用量的 12.5%。五味药，如果按照平均算下来应该是 20%，它只占了 12.5%，但它是主药。为啥说它是主药呢？"五苓散"的功效是"化气利水"。"化气利水"是它的核心。"化气"由哪个药来完成呢？由桂枝来完成，没桂枝就不能叫"化气利水"，剩下的功效就不成立。而且就"化气"和"利水"两方面来说，它还偏重在"化气"。化什么气呢？首先是化膀胱之气。因为膀胱之气化了之后，停聚在膀胱里头的水液才能排出。所以，《黄帝内经》专门讲了："气化则能出矣。"没得"气化"，装到"膀胱"里头的水液是排不出来的。所以，在五苓散中间，"化气"是它的关键环节，而"桂枝"就是一个很好的"化气"药。桂枝实际上可以认为它能"化全身之气"。桂枝汤里头，桂枝是把营气转化为卫气，这是一个重要的转化。肾气丸中间，桂枝是化肾气。在桂枝汤里，桂枝还能化脾胃之气，这个我们今天就不展开了。清代有位医家江笔花，给桂枝封了个"官"，叫"温肝猛将"，实际上也说明它能够化肝气。既然能够化卫气，实际上它也能够化肺气，"肺主气属卫"嘛！桂枝甘草汤是化生心阳的一个重要处方，说明它能够化心气。所以，扩展来说：桂枝能够化全身之气、内外之气。

另外一部分是我们通常所说的"四苓"：白术、茯苓、猪苓、泽泻。因为患者的主要问题是水饮停蓄在下焦，所以重用代表性的利水药泽泻，作为它的一个标志。这四味药，如果按照它们扶正和祛邪的力度来讲，可以按照这个顺序来排列：扶正，白术 > 茯苓 > 猪苓 > 泽泻；祛邪，白术 < 茯苓 < 猪苓 < 泽泻。大家可以看到，"四苓"是偏重在"利"。当然，光靠"四苓"不一定利得出水来，因为它还得靠膀胱的气化，所以，为啥我们说"桂枝"是主药。

好！这个处方本身我们就讲到这里了。

另外，五苓散在《伤寒论》里头是作为"散"剂来服用。为什么作为散剂？当然，有很多人解释"散（三声）者，散（四声）也"，说它是利水的，本来水就多了，不需要喝水，所以把它做成散（三声）剂。我觉得没有把核心问题讲清楚。"散（三声）者，散（四声）也""汤者，荡也"，你说哪个力量强一些？我说汤的力量强一些。但是为啥这个处方不作汤剂要把它作为散剂？这就涉及中医学里头用药物一个重要的观点（这个重要的观点被很多人忽略）：一个药有"气"也有"味"。"气"是中医所讲的"气"——"寒、热、温、凉"，不是我们闻到的香气、臭气，是"寒、热、温、凉"这"四气"！同时又有"五味"——"酸、苦、甘、辛、咸"。当然，还有些其他的"味"，我们就不展开了。

我们用一个药物的时候，有的是"气""味"都用，有的时候偏重在用"气"，有的时候偏重在用"味"。那么，我们怎么样来体现这个问题呢？大概两个办法：一个是通过配伍，"去性取用""去用取性"，通过配伍来达到目的；另外一个是靠它的"煎煮"。如果我们重在要用一个药物的"气"，煎煮时间就不能太长，就要短；如果我们重用它的"味"，煎煮时间就要长一些。前面讲过桂枝汤，煎煮时间就要长一些。

五苓散用桂枝是"化气利水"，重在用它的"气"。所以"五苓散"为啥子用"散"？除了因为五苓散的适应证里头有一个症状是"水逆""渴欲饮水，水入即吐"。把这个"五苓散"做成"汤"剂怕水逆患者会吐以外，更大的原因实际上是用"散"相当于"桂枝"的煎煮时间极短，充分发挥它"气"的作用让它去"化气利水"。

在临床上，我们今天，用五苓散通常都是用成"汤"。五苓散做成散剂有个困难：五苓散里头的药物白术、茯苓、猪苓、泽泻淀粉含量都很高。这些药物如果做成散剂很容易霉变，少量的药做不出来，做多了又浪费了。如果按常规用汤的效果不好，我就把五苓散作了个改变：五苓散的桂枝不熬，泡！用刚烧开的水！水不要多了，用 50～100ml 泡 10 分钟。然后把它兑到"五苓散"里头，往往就能起到非常好的效果。

❧ 五苓散的结构：饮入于胃 ❧

曾俊辉：《黄帝内经》载："饮入于胃，游溢精气，上输于脾。"傅老师咋个来分析五苓散的结构，以及与这段经文的关系？

傅元谋：桂枝刚才我已经说了。五苓散证的水湿是停聚在下边的，为啥不直接用泽泻，还是要把白术、茯苓加进去？换句话说，五苓散是有升有降,是符合水液代谢的一般规律的。所以,这个处方除了治疗"蓄水证"以外,还可以调节全身津液代谢失常。当然,在治疗全身津液代谢失常的时候,"四苓"的比例关系是可以调整的,这是属于另外的问题了。

可以这样子说,"饮入于胃,游溢精气,上输于脾"这一段,主要是白术发挥作用;再从脾到肺也是白术发挥作用。也就是说,从胃到肺这一段,起主要作用的是白术:向上布散水津。在临床上,我们经常遇到一些患者,早晨醒了之后口渴,这种口渴用不着喝水,过一会儿就好了。这就说明脾升津的功能低下,这个时候就应该加强白术的这个作用。那么,再往上呢,白术也参与了,但就不完全是白术了。

上输于肺以后呢,首先是"水津四布"。"水津四布"这个环节,白术和茯苓都参与了。大家不要认为一说茯苓就是"降",实际上茯苓也有"升"的作用。我对茯苓的看法,应该把它归到补气药里头。但是如果把茯苓归到补气药里头,利水渗湿药里头就没个代表药物了,所以茯苓归到利水渗湿药里头,是有点儿"委屈"它(笑)。它是"补中有泻"的一个药。"水津四布"以后,就"通调水道,下输膀胱",这一个过程主要是茯苓的作用。到了膀胱以后,在膀胱气化的作用下,形成尿液利出去。这个环节呢,唱主角的是桂枝,然后是猪苓、泽泻。猪苓、泽泻你说它唱主角也行,你说它唱主要的配角也行。这就是五苓散的整个结构。

正是因为五苓散这个结构具有调节全身津液代谢的功能,有些人就利用五苓散去布散津液治疗大便不通畅。但这已经不是五苓散的原意了,这就需要把白术的用量加重。我们可以适当变动一下一个处方中间的药物,但是如果把这个比例关系打破,就应该看作是另外一个处方了,就不叫作五苓散了。所以,有很多人就争论五苓散究竟是作用于"下焦",还是作用于"中焦"?我的观点是,五苓散这个原方主要是作用于下焦。但是呢,由于它作用于膀胱,"膀胱者,洲都之官,津液藏焉",控制全身水液的代谢,所以,要把它推广运用到"中焦"和"上焦"也可以。我不是经常讲嘛,"整体观"不是"混同观",还是得把问题说清楚

（笑）。问题说清楚了有好处，你就弄得清楚我究竟是通过啥子环节去处理。

曾俊辉：然后对于各个环节就可以改造。

傅元谋：哦！等于是，我要调整，该咋个调整，就清楚了。

略谈学脉、诊脉

学生：傅老师，您觉得《濒湖脉诀》可不可以看一下呢？

傅元谋：可以！简明扼要。

学生：它只有 27 个脉，但是看了之后会不会太执着于去把脉的名字弄出来，而忽略了它本来的要素。

傅元谋：我觉得你就要注意这个事撒！

学生：千万不要摸脉的时候，想要套个名字？

傅元谋：就是！你能符合脉名你就说，说不了，你就学吴鞠通的办法，直接描述！千万不要去给他硬安个名字。现在很多医生都是一摸到脉，就想它是啥子名字，就给它安。习惯了，就忽略了你认真去看这个脉象的各种要素。你先不要管它是啥子名字，你感觉到是啥子，你说不出来，就直接描述体会到的要素。更不要一摸到脉就想方（笑）。

曾俊辉：所以说，傅老师的脉诊就回归到了对于脉学要素的体察，而不是说一定要归纳出一个规范的名字。

谈中西医结合诊治血小板减少性紫癜

傅元谋：还是我经常讲的：西医诊断是啥子，我们先不管它。既然喊我们中医看病，我们就要从中医的这个角度出发。

最近这几年，我看到的血小板减少性紫癜的患者，多数属于脾虚不能统摄血液。处方基本上还是我经常用的：或者是桂枝汤加味，或者是小青龙汤加味。着重在温阳扶脾，适当地加一点儿止血的仙鹤草啊、三七粉啊这一类，效果还是比较可以的。

我还治了一位血小板减少的患者。那个时候我还在读研究生，有一天我们一位同学跑来就问我："傅元谋你敢不敢治血小板减少？"我说："我最敢治！"他说："咋个呢？"我说："大家都觉得烫手，我咋不敢治呢？效果不好，也没得哪个笑你是不是？"他就把那个患者引来，不到三岁一个娃儿。当时我们住在学生宿舍，宿舍里头摆了一张大桌子。那个人进来之后，就把娃儿放到桌子上，那个娃儿就在桌子上爬哦！好像一个新天地一样，给了他个舞台，他就在那儿表演，完全没得啥子衰弱的表现。他们是峨边那边的。娃儿最初是有一些外科的问题，具体是啥子，没说得很清楚，敷了些药。敷了药过后，就出现血小板减少。在当地治了一个月没得好转，后到乐山、成都等地的医院辗转治疗，没有明显效果。血小板多少呢？天天测，血小板一万到两万。但有个奇怪的事情，医生每天问，有没得出血现象？没得！既没得鼻出血，也没得便血，也没得啥子紫癜啊这些，都没得！他就把这个娃儿带来了，那么我就给这个娃儿做了个检查，也没得啥子其他发现。只是，给我一个深刻印象就是，娃儿的身体还比较健康，脉还比较有力，稍微觉得有点"黏手"。另外，他的胸腹部出现"白痦"，不多，大概有三四个。既然出现"白痦"又出现"黏手"，这个娃儿应该是个"湿热"的病变。我就给他开了薏苡竹叶散。当时旁边还有其他人，大家都在那儿看我看病撒。旁边还有个同学就说："傅元谋你不加点儿大枣、花生衣啊？"我说："不加，加了说不清楚（笑）。"当时认为大枣、花生衣，是治疗血小板减少的代表性药物。开了五剂，那个时候那些药多少钱呢！一毛五分钱一剂，五剂就是七角五分钱。拿回去把这五剂药吃完，血小板一下就升到十万。出院过后，他又跑到我这儿来，又开了几剂药调整。

所以，中医治病一定注意，特别是复杂与不明晰这种情况下，按照中医辨证论治思维去处理，该咋个就咋个，不要总盯着研究成果。不要认为一定都是"寒"，或者一定都是"热"，要根据患者具体情况。还有就是我刚才讲了，不要随便去加药。假如我加点大枣、加点花生衣，一是说不定没效；二是治好了，都认为是花生衣的效果，体现不出辨证论治思维治疗的思路。这个就是用中医（笑）。

为啥子我就非常强调辨证论治。这是从实践中间感觉出来的（笑）。所以，我就一再强调：中西医结合不是一个简单的事情。是不是？大家思路都不一样，人体很复杂。

学生：我们现在研究生阶段，毕业论文全部都要靠做实验啊这些。

傅元谋：这个我就不好发表意见了。照我的观点就是，中医的毕业论文不一定要做实验，因为现在很多实验说明不了中医的问题。

谈沿心经发带状疱疹一例

曾俊辉：最近傅老师治疗了一例沿心经发"带状疱疹"的案例，请跟我们讲讲这个病案。

傅元谋：一般情况下，带状疱疹，我的治疗基本上是这样子。

如果初起是实证，用龙胆泻肝汤。因为带状疱疹肯定是肝经有热，从归经来说应该是肝经，基本点还是肝经湿热。但是，实际临床上头不是那样单纯。因为带状疱疹另一方面就是，它的好发人群是老人、体弱的这种患者。所以，这种患者纯粹实证就比较少见，多半是属于一种虚实错杂。所以，对于虚实错杂，我的基本治疗是用小青龙汤加龙胆泻肝汤。如果实象比较突出，是以龙胆泻肝汤为主，小青龙汤为辅；如果实象不是很突出，或者时间比较久，是以小青龙汤为主，龙胆泻肝汤为辅。

虽然说该案例患者发病的时间不是很长，但至少过了几天了。疱疹我们一般认为有个规律，经常有一句话，叫作："晚一天，晚七天（治疗迁延一天，康复就要晚七天）。"要及时治疗。所以，这个患者最后我们觉得效果比较好，就是及时治疗，三个七天就基本上解决问题了。

第二，他的病位是在心经经脉上。心是人体的一个重要脏器，凡是涉及心的病证，都要把心放到一个比较重要的地位去考虑。所以当时在原方的基础上，加强了对他心的治疗：一是加了制川乌；再就是把桂枝、甘草这温心阳基本方的量加大了。所以，患者一剂药过后马上就见效了。

案例实录

朱某，男，44 岁。初诊：2020 年 10 月 29 日。

舌脉： 脉去，尺肤黏，舌淡暗苔白略腻。

主诉： 起病五日，自右腋下沿手臂内侧发疱疹，延至内掌心，局部高起，有酸胀麻木感，大便稀。

处方：

制附片 5g	法半夏 10g	制川乌 3g	赤石脂 3g
桂枝 15g	白芍 20g	炮姜 15g	炙甘草 30g
细辛 8g	五味子 5g	党参 20g	当归 10g
茯苓 30g	厚朴 15g	薏苡仁 30g	生牡蛎 20g
川藿香 15g	龙胆草 3g	生地黄 8g	蚕沙 15g
车前草 15g			

共三剂。

二诊： 2020 年 10 月 31 日。

舌脉： 脉去，尺肤小黏，舌淡水滑。

主诉： 上方有效，患处肿消红退，疼痛感减轻。

处方：

制附片 5g	法半夏 10g	制川乌 3g	赤石脂 3g
桂枝 15g	白芍 20g	炮姜 15g	炙甘草 30g
细辛 8g	五味子 5g	党参 20g	当归 10g
川藿香 15g	龙胆草 2g	生地黄 8g	车前草 10g

共六剂。

三诊： 2020 年 11 月 7 日。

舌脉： 脉去，舌淡白有沫。

主诉： 上方有效，疱疹平复，不痛不痒。

处方：

制附片 5g	法半夏 10g	制川乌 3g	赤石脂 3g
桂枝 15g	白芍 20g	炮姜 15g	炙甘草 30g

细辛 8g   五味子 5g   党参 20g   当归 10g

龙胆草 1g   车前草 10g   薏苡仁 30g   生牡蛎 20g

共六剂。

四诊： 2020 年 11 月 14 日。

舌脉： 脉去，舌淡苔白腻。

主诉： 疱疹平复，痂已蜕，痒。

处方： 制附片 5g   法半夏 10g   制川乌 3g   赤石脂 3g

桂枝 15g   白芍 20g   炮姜 15g   炙甘草 30g

细辛 8g   五味子 5g   党参 20g   麦冬 8g

薏苡仁 40g   生牡蛎 25g   茯苓 30g   陈皮 20g

共六剂。

从利咽甘露饮谈：方剂基团的使用

曾俊辉： 傅老师，我注意到之前您立了一个处方叫"利咽甘露饮"。您平常临床的路径多从"温阳除湿"这个方向来考虑，"利咽甘露饮"多数是滋阴的药，那么，利咽甘露饮傅老师是咋考虑的？

傅元谋： 这个处方呢，是从甘露饮演化出来的。甘露饮是宋代的一个处方，主要是养阴、清热、利咽。把"二冬""二地"合在一起用，然后用了桔梗、黄芩、甘草这些药。它和我们比较熟悉的玄麦甘桔汤比较起来结构更全面一些。除了养阴，它还有清热、行气、宣散这些方面的作用。

"利咽甘露饮"是我在乐山实习的时候，跟着邹学熹老师学来的。他就不是用的甘露饮原方，而在原方里头加了"二芍"，就是赤芍、白芍，叫"清咽甘露饮"。后来我就简化了，着重突出了养阴，然后加了三个药：一个是半夏，一个是"二芽"。加"二芽"是为了更好记忆。所以，这个处方就是"二冬""二地""二芍""二芽"再加个"半夏"，重点在养阴。在养阴的基础上呢，兼顾除湿，同时由于养阴药用得比较重，所以加了"二芽"去扶助脾胃（消运）。而这个处方在实际临床上的重点不在养阴本身。当然，我不是说这个处方的重点不在养阴，重点在咋个"用"！在成都地区，阳虚的人多，湿气重的人比较多。在加减过程中，脾虚的加桂枝，阳虚的加附片，咽喉不利的加"姜、辛、味"。所以，在实际应用中，它不是单纯去养阴，是把养阴的结构和补脾的结构、温阳的结构、宣散的结构合在一起用。这个处方虽然平常我在用，但是没有定这个名字。这是你们徐珊珊老师让我定的一个名字。

这里就要说到一个思路。大家跟我这么久，可能都发现一个问题：我用处方从来没全方用完过，都是按照自己的观点对处方做了个加减。我用处方可以这样子讲，我用的是各个功能团。大家爱讲"药对"，我把它扩展了，就是几个药物组成的一个"基团"，用这个"基团"和温阳除湿的基本思路结合起来。

我是搞"伤寒"的，我最基本的"基团"就是桂枝汤。当然，我这个"桂枝汤"也是变了的桂枝汤：桂枝、白芍、干姜或者炮姜加甘草。这个"基团"如果和"姜、辛、味"合起来，它实际上就是一个小青龙汤的基本结构。如果再把这个"养阴"的基团合在一起，就是"阴阳并调"，既补阳又补阴，我就把"利咽甘露饮"作为一个"基团"合起来。

实际上，这个处方当时用的时候是这样的。我给一位亲戚配了一料丸药。当时徐珊珊老师跟我学习，我就让徐老师去取这个丸药，取了过后她就对这个处方感兴趣。她就问我："傅老师这是个啥子方？"我说："你看这里头有个'小青龙汤'的嘛，另外一组药物主要就是利咽喉的。"她说："那叫啥子名字呢？"我说："那就叫'利咽甘露饮'嘛！"她就拿去写成文章去发表了。这个处方的来龙去脉就是这个样子。

所以，不是说我变了调了，我是从一个"基团"的角度去使用。"甘露饮"这个处方不仅治"咽喉不利"，还治口舌生疮。现在在临床上，遇到口舌生疮的患者，我在"小青龙"的基础上，合一个"导赤散"在里头。当然，我这个"导赤散"也是变了的，不完全是原方，用生地、苡仁，有的时候用点儿木通，或者用淡竹叶构成的功能团。

这个处方的来龙去脉大概就是这么一回事儿。

谈水果：三因制宜与滋阴

曾俊辉：傅老师，水果基本上都是"凉性"的，咋大家还喜欢吃水果呢？

傅元谋：从中医的角度来讲，也不是完全否定水果。从养生的角度，病后调养的角度来说，"五果"也是一种重要的辅助条件。"五畜""五谷""蔬菜""水果"我们都应该适当地摄取，适当地避免它的危害。所以我就讲，你不管吃啥子东西，最讲究的就是"当令、当时、当地"。有的人过分听信养生宣传，就好像我们刚才讲的，要"营养"。所以他的东西都"营养"，"营养"过头了就不消化。

曾俊辉：实际上我们更主张的是自然状态平衡。

傅元谋：对！自然状态平衡，而不是刻意地去加啥子。我们不是一概反对吃水果，我也是说少吃，适合各自的量。一天吃五斤樱桃，那就不太合适了。

曾俊辉：吃水果这个问题呢，我的体会是：它"滋阴"的作用比喝水强。有些时候喝茶或者喝水都觉得解不到渴，这个时候吃水果就觉得解渴。比如说，我们喝水，是喝它的"甘淡"之性也是"补阴"。

傅元谋：是！你像西瓜之所以叫天生"白虎汤"。在夏天，它是要比一般的水要解渴一些。但是，四川地区毕竟湿气重。我就讲嘛，我到马来西亚去，1000ml 的甘蔗汁喝了没得事（笑）。所以，中医要讲究因时制宜、因地制宜、因人制宜。

第八讲

谈『川派伤寒』

忆陈西庚

曾俊辉：请傅老师跟我们讲一下您的老师（笑）。

傅元谋：作为现代中医人员，凡是给我们上过课，指导过我们临床的都可以算我的老师，所以说，我的老师很多。但是，真正给我留下较深印象的也不算多。这些老师对我的指导总体来讲有三点。第一，是授课。我们课堂上获得的知识都是从这些老师（讲课中）来的，这方面最突出的就是凌一揆老师。他的《中药学》让我印象深刻。第二，是通过临床的角度去感受我们这些老师怎么从事临床。第三，是直接得到这些老师的指点。这些指点对我影响深远。

我印象较深的是两位老师：一位是陈西庚老师，一位是冉品珍老师。

先说说陈西庚老师。他不是我们学校里的老师，是我们实习跟诊时的老师，在乐山一带算是个名医。乐山地区主要的两个医院，一个是县医院又叫红会医院，一个是地区医院。陈西庚老师是红会医院中医科的负责人。另外一位可能大家更熟悉，是地区医院的负责人江尔逊。他们两位还算是亲戚关系。我没直接跟江尔逊老师，所以就说不出更多，只说一下陈西庚老师。陈西庚老师有比较深的中医学的造诣，他不但专而且杂，我们同学给他取了个名字叫"方剂兜兜"。我们跟他实习的时候，他把我们内科、外科、妇科、儿科、骨伤科、五官科的全部教科书拿去看。看了几天，他对我们说："你们这些教材里的处方，我只有十几个不知道。"那时候，我们好多方剂都还弄不清楚，他能说这个话可见其阅览博杂，但是杂并不表示他不专，他对经典著作的研读也非常专深。

其中两件事让我印象很深。

第一件事情。有一天，来了一个大渡河上放木筏的工人，他伤寒症状非常典型。我那个时候刚刚接触临床，急不可待地想用一下学的知识，我就给他原原本本地开了一个麻黄汤。那个时候的规定是只能开两剂药。两天以后患者来了，病没好。我又看了下这个患者，我觉得这个患者确实是太阳伤寒，为什么吃了麻黄汤没好呢？我就跑去问陈老师。我说这个患者太阳伤寒我给他开了麻黄汤，吃了没有好，但是我觉得我的诊断没有错，怎么办呢？陈老师没有直接回答我怎么办，他问我："你考虑过因人制宜没有？"我说："我考虑了啊！正是因为他是大渡河上放木筏的工人，体质壮实，所以我用了一个标准的麻黄汤。"陈老师看到他没把我点醒，换了一句话问我："你学过大青龙汤没有？"我说："大青龙汤嘛，肯定学过。大青龙汤是一个治疗表寒里热的代表性方剂。但是这个患者没有热象。"陈老师看我这样说，也没生气，反而说了一句话："你咋个那么拐（成都话形容死板不懂变通）哦"！我看陈老师这个意思是让我用大青龙汤，但是这个患者确实没有热，心里实在想不过，所以我就打了个折扣，把石膏和姜枣去了。那个时候的计量单位还是用钱，麻黄开了六钱，其他基本上没变。结果这个患者吃了这个方就好了。这件事情对我的触动比较大，因为我给陈老师说没有热，他说我"拐"，意思就是让我用大青龙汤；我用了去了石膏、姜枣的大青龙汤，陈老也签了字。这说明大青龙汤不像我们原来学的表寒里热，把那个热强调得太过分了。通过这件事情，我就认识到大青龙汤的核心不是热，而是增强了发散力的麻黄汤。

　　教学也是这样，不要一看到石膏就说它清热，有的时候没有热也可以用石膏。这时候石膏的作用不在清热而在防止化热。大青龙汤里用石膏，实际上就是这个意思。当然，如果你有信心这个患者不会化热，你也可以不用石膏。我那天是这样子取得了成绩。这就说明我们学东西要抓住这个处方的核心问题。当然，核心问题有的时候也可能不是唯一的。

　　我们讨论一个问题，一定要就这个问题展开，不要去变动。变动了，这个讨论问题就不切实了。比如说，余无言说大青龙汤有热，他说这个有热的呢，是麻黄用六钱，石膏用六两。一比十了，当然就清热。我给大家讲过，他们在《伤寒论》的比例关系是三比四，按照现在中医学的一般认识，这个比例关系重点就不在清热。所以，大青龙汤的核心是加强了发散能力的麻黄汤。

　　另外一次，来了个患者，我初步判断是阳明里热炽盛，但学校里给我们上课教阳明病的老师就强调，白虎汤四大症缺一不可。那个患者四大症缺了一个，具体哪个我现在记不清楚了，心里很想用个白虎汤的处方。但是给我们上课的老师又说四大症缺一不可，所以我又跑起去找陈老师，给陈老师讲现在四大症状缺了一个，咋办？陈老师也没直接回答我，只是说："哦，你要等到四大症俱全，看你这辈子等得到几个！"既然陈老师都这个样子说，我就开了个白虎汤，陈老师也签了字。我那个时候跟你们是一样的，我签了字不算数，还要陈老师签字。

他实际上就在指点我，你学东西不要学得那么死，没有哪一个病是一个症状都不能少的（笑）。大家看看我们现在临床上很多时候用方，如果按照条文，标准的症状都不具足，但是我们仍然就在用，因为它的病机是相同的。所以，为什么我给大家讲，症状是我们认识疾病的基础，但它不代表疾病的全体，不是说和标准类型相比一个症状不缺才能够用，缺一两个，只要它的病机是相同的，你就可以用。

❧ 忆冉品珍 ❧

傅元谋：再说说冉老的事情。

我在读研究生的时候有一天碰到冉老，冉老就问我："傅元谋，你最近在忙什么？"我说："冉老，我最近在写论文。"然后我问冉老有什么需要帮忙。我们读研究生时候，很多时间是自己支配的，课程相对较少。冉老让我陪他到传染病医院去看病。我说："行，时间定了我就跟您去。"那个时候传染病医院主要是肝病，甲肝、乙肝都有，以甲肝为主。

在看病的过程中，我发现冉老主要是用的加减正气散，而不是通常所说的茵陈蒿汤。关于这一点我个人的体会就是，冉老治黄疸还是本着《伤寒论》的基本观点，从阳明太阴这个环节去处理，而不是从肝胆去处理。茵陈这个药物它入肝经，所以就不好说究竟是从肝胆论治还是从脾胃论治。他用加减正气散去处理，结果也确有疗效。

这中间就有一个事儿。一位从新津来的患者，冉老对他的病也没觉得什么特殊，我们平常去的时候这位患者多数时间在输液。因为是传染病医院，所以冉老是只管看病、开处方，其他都不管。有天我们去的时候，那位患者靠在床头上休息，没有输液，看到我们，高兴地站起来说："我的病都好多了，今天都没有输液了。"然后又说了一句："就是今天有点儿拉肚子，取了标本去化验，结果还没出来。"冉老也没多说，看完病我们走下楼，刚刚跨出医院大门，冉老就说了一句："这个患者要死了。"我当时非常吃惊，就问冉老："你说这个患者要死了，是不是因为他得了肝病，今天他又说他得了痢疾，这两种传染病叠加，病很重？"冉老说："那个是西医的说法嘛！"我问："那中医该怎么说呢？"他说："你没看到这个病由表入里了吗？"我当时确实没回过神来，因为按照现在中医内科学的观点，黄疸是湿热在里，痢疾也是湿热在里，只不过一个在肠、一个在肝。我说："冉老，我没懂到你说这个话的意思。"冉老问我："读过《温病条辨》没有？"《温病条辨》我当时确实没通读，只是翻着看过。我就如实向冉老说："我没认真读过。"冉老就让我晚上回去读《温病条辨》。

当晚，我就把《温病条辨》的大字读了一遍，没看到哪个地方说的黄疸加痢疾是由表入里。但是老先生说了这些话呢，可能不是原文，有隐藏的东西，于是又读一遍，读到《温病条辨》中焦篇，有这么一个认识"由疟转利为病加"（《温病条辨》中焦篇载："湿热内蕴，夹杂饮食停滞，气不得运，血不得行，遂成滞下，俗名痢疾，古称重证，以其深入脏腑也……先滞后利者易治，先利后滞者难治……"）。这个应该挨到点儿边吧！疟一般认为是肝胆的病，痢疾是胃肠的病。

第二天，我就去给冉老交作业。我就把这个观点给他讲了，然后还发挥了一下：黄疸见黄，这是一个病在表的现象。痢疾它的趋势是向内向下，这是在内的现象。从中医学的观点来说，这两个病可以看作是在表的病有点儿逐渐向里转移。

十几天以后，患者果然死了。

所以，对于中医的表里问题，我们确实应该很深入地去研究它。现在我在给大家讲这个表里问题的时候就有所发挥。当然，我还没有完全达到冉老那个水平，能够十几天以前就预测这患者要死了，但是他提出的对疾病表里的认识是值得我们注意的。

忆陈治恒

傅元谋： 再说说陈治恒老师。他与前两位老师不同的是，他不是隐而不发地给你点一下，陈治恒老师是直截了当指明事情。印象比较深的主要是两件事。

第一件事就是小青龙汤的使用。我跟陈治恒老师给患者会诊。会诊结果，应该是肺气肿。陈老师就开了一个小青龙汤。具体的药现在我是记不到了，我跟老师不像你们现在非常勤快地抄处方，我那时候就是看一下是什么处方就行了（笑）。三天以后我们复诊，结果效果不大。

陈老师就问，这个细辛是什么细辛？后面只知道陈老师把处方开了后就送到药房，让药房把药熬好了送来。也不知道具体是什么细辛。陈老师就又开了个处方，与首诊变化不大，基本上还是用的小青龙汤。然后特别交代说："你们把处方送过去的时候给药房交代，细辛一定要用辽细辛。"当时四川地区出南细辛，一般药店里备的是南细辛。辽细辛是有，但比较紧缺。四川地区要用辽细辛是要拿川贝母去换。川贝母是四川特产。辽宁要川贝母就要拿辽宁的特产辽细辛来换。当然，各算各的价格。把辽细辛用上去后，患者的病情很快就好转了。

虽然现在我不特别强调，但对重症患者一定要用辽细辛。这在我讲小青龙汤的时候讲过。一般患者南细辛、北细辛都可以都有效，不能说南细辛就不行，但是对重症患者就一定要用辽细辛。换句话说，在小青龙中，细辛占着非常重要的地位。后来，华罗庚他们搞"优选法"时，认为独活寄生汤治疗痹证，其中细辛也是关键。

还有一次，是陈治恒老师看了一位格林巴氏综合征的患者，中风痱。这位患者体现了什么是真寒假热：坐在床上满头大汗，满面红光，面色缘缘正赤（笑），上身穿个衬衫，但是腰以下是厚棉被裹得紧紧的。摸到他的寸脉还比较有力。如果单从这些现象看起来应该是一个白虎汤证，但是陈老师让我摸他的趺阳脉。这也是我第一次摸趺阳脉，结果趺阳脉显得很弱。最后，陈老师开的是续命汤。一个星期以后，患者明显好转，从刚开始只能躺在床上，到可以下床走动。这次跟诊经历的重点是让我体会到了什么是真寒假热，在什么情况下考虑用续命汤。所以，有的时候在临床上确实还是需要有老师带你一下（笑）。光读书还是不行。

我觉得我从这些老师们身上都吸收了一些营养。后来我们才学会诊趺阳脉，比如辨别这个大便不通究竟是虚是实，那诊一诊趺阳脉。

谈川派中医

曾俊辉：请傅老师讲一下川派伤寒、川派中医。

傅元谋：好。

因为我是四川人，当然对川派中医也有一些感触，也有一些思考。

四川人呢，从某种意义上来说是不存在的，因为四川人在历史上有两次断代。一次是宋末元初，四川人被屠杀得比较多。大家可能只看到了《神雕侠侣》钓鱼台保卫战，没有去深入了解。钓鱼台保卫战在世界史上都有重要的一页。后来蒙古大军把四川人杀得差不多。这是一次断代。再一次是明末清初张献忠剿四川，也基本上把四川的人杀完了。所以，你要说四川人，没得真正的四川人。经过这两次断代，四川人基本都是外来的。

外来人到四川来以后，还是形成了中医学里头的"川派"。为啥子会形成这么一个？就是《黄帝内经》里头讲的"异法方宜"。四川这个地方有它地域、气候、物候的特殊性。这种特殊性促进形成了它这一方中医的特色。

川派中医总体特色是偏于温补。《温病学》传入四川也被改造了，杨栗山写了一部《寒温条辨》。这个《寒温条辨》对《温病学》的代表方银翘散就作了改造。银翘散原方，杨栗山觉得在四川地区使用它有两个不足：一是银翘散的发散力量不足；二是银翘散偏凉了。所以，他在银翘散里头就加了两样药：麻黄、防风。很多人对于加防风表示接受，加麻黄就表示不理解、难接受。这实际上反映了四川这个地方，中医基本倾向是什么。所以，现在不管咋个说，在全国范围内，虽然各个地方都有一些温阳派，可能四川还是主力军。大概跟附子产在四川有关系吧！四川人爱用附片。所以，川派中医啊，它在学术上是有传承的。虽然四川人的传承不存在了，但是学术上是有传承的。

另外，川派中医的传承还表现在两个问题上。一是要同化其他学派。在抗日战争时期，有很多的"下江人"（就是江浙一带的人）到四川来，其中也包括一些江浙比较有名的医生。后来抗日战争胜利之后，有一部分回去了，有一部分就留在四川了。留在四川的名医，实际上他们一些学术观点，也融入了川派中医里头。比如说吴康衡（虽然说吴康衡不是抗日战争时期的，要晚一点儿，他是江浙一带的人。）学习中医过后，对中医的认识就比较深。他基本上完全融入了中医这个体系。还有王渭川（王渭川是江浙一带的），他也融入了。所以，四川的中医也从来不排外，也是很包容。另外一个，四川这个地方看起来好像是比较封闭，实际上四川是比较开放的，至少四川内的交流是经常发生的。比如说，蒲辅周是绵阳三台人，他到成都来行医，而且还参加到了防治霍乱的过程中。在传染病面前，四川中医从来不回避。我们的李斯炽老师，当年四川成都流行霍乱的时候，就组织了"壬申防疫队"，专门治疗霍乱。从我们伤寒的角度来讲，为啥子从直接传承的角度来讲，我们只说到邓绍先？因为它有一个断层断代，所以，在人的直接关系的传承上面，就不像江浙可以追溯到二十几代，但是它学术上头是有传承关系。

除了成都地区这个主流以外，在四川各地也还是有一些流派要引起我们注意。从我来讲，一个是乐山地区。乐山地区也是文化的一个集中地，从古以来文人就不少。眉山现在是独立设市了，以前就是属于乐山地区嘛！苏轼，近代的郭沫若（不管怎么评价他，作为文化人是否定不了的）。我在乐山实习，就觉得当地川派中医的实力还是比较强的。我跟的老师陈西庚，他的长辈就是从事中医的。他写了《医学探源》，郭沫若给题的字，一直传到现在。当然，还有江尔逊。所以，乐山这一支力量也是不容忽视的。至于川北蒲辅周、彭履祥、冉品珍，这些老先生在各个地方都是很有临床实力的，而且在中医学术上面，确实有一些独特的造诣得到公认。所以，川派中医在全国范围还是具有很大的实力。

关于川派中医的实力，我讲两点。新中国成立以后，中国中医研究院成立，就从四川调了一批医生去。这批医生在很长一段时间内，实际上是居"老大哥"这个位置。我说"很长一段时间"大概有二三十年。蒲辅周以后有王文鼎、方药中，这些在北京都是属于"老大哥"的这种位置。这是一个。

另外一个，我前面曾经讲过，在成都防治霍乱过程中，川派中医也是一力承担。最后，他们还作了个总结，这些中医方都有效，但是王孟英的方效果最好，比张仲景的理中（汤）、五苓（散）效果还好。所以，川派中医在全国中医界的影响还是比较大的。

第九讲

谈四季与辨证论治

春天谈风：有形无形

傅元谋：风，首先它是一种自然现象。中医是在中国文化的基础上产生的。古人在跟自然接触的过程中，最先接触到、意识到的就是温暖与寒冷，进一步接触到、意识到的就是风。所以，在中国古代就产生了这么一个概念：风是气的一种形态。中医把气分为六种形态，风、寒、暑、湿、燥、火。所以，风从自然界的一个客观现象，引申起来作为中医"六气"之一。

那么，风，这个客观现象，我们要特别注意两个要素：风力、风向。气象预报也要预报这两个要素：微风、大风、暴风，讲的风力；东风、南风，这是风向。

中医学把风的方向就对应引入了季节的因素：春天风从东方来、夏天风从南方来、秋天风从西方来、冬天风从北方来。所以，中国人有很多生活方式跟这个有关。《诗经》里头就讲，到了秋天，就要把北边的窗户塞起来，因为北风要来了。北风代表着寒冷。所以，要保暖，就要把北边的窗户塞起来，免得北风吹进来了。风在中医、中国人的文化中代表一种气，可以称之为"无形之风"。它不一定是那样子吹，但是它代表了气候的一个总体趋向。虽然二十四节气里没有说到风，但跟风是有关系的。比如说，立春过后的第一个"候"（一个节令是十五天，五天叫"一候"），叫"东风解冻"。不一定是东风，但是冰开始化了，冬天的北风、寒风转向了春天的东风、暖风，也就是说，这个时候不管吹不吹风，从人们的认识来看是"东风主事"，所以这一候就叫"东风解冻"。反过来，立秋过后的第一候叫作"凉风至"，炎暑过去了。

所以，首先风跟我们的生活是密切相关的，从医学角度来说，我们就进一步把"风"这个"气"作了一些划分。张仲景有一个说法："风气虽能生万物，亦能害万物。"这就说明"风气"跟我们的关系非常密切：从好的方面来讲，它能使万物生；从坏的方面来讲，它能使万物病。

春天谈风：正邪雄贼

傅元谋： 从疾病的角度来说呢，中医学把"风"首先分了好坏两类。当然，这个好坏也是相对的。有一个概念叫作"邪风"，"邪风"相对的就是"正风"。

什么叫"正风"，什么叫"邪风"？春天风从东方来，这个时候从东方吹来的风就叫"正风"，和这个"正风"相对应方向吹来的风就叫"邪风"，又叫"虚邪"。就是说春天它不吹东风吹西风，这个就不好。当然，这个观点是立足于我们中国位于北半球来讲的，中国人一直是这样子在用。今年（2020年）夏天，一是雨水多，二是很多时候吹北风。我们家阳台是朝北边的，往年下雨阳台打不湿，今年好几次下雨，风把雨水吹到阳台上，阳台就被打湿了。从中医的观点上来说，今年夏天好几次吹的风是"邪风"。因为，夏天的风应该是从南边儿来。南边儿来的是"正风"，北边儿来的是"邪风"，就是"歪风"。这是我们要注意的。

另外一个，"风"从中医的角度来说，叫做"贼风"。贼风的意思是说它能够透过缝隙吹进来。那么，和"贼风"对应的就叫"雄风"。所谓"雄风"不是说风很猛，而是说风是堂堂正正地吹起来，而且洪大温润。

我们从疾病发生的角度就要注意这个。一个是"方位"，另外一个是它从缝隙里头吹出来。所以，我们主张，开窗透气就把窗子打开，不要留一丝。有些人的想法就是吹不得风，留一丝透下气，如果这一丝风吹进来这就叫"贼风"了，对人的损伤更大，倒还不如把窗子打开透下气，等一会儿把窗子关了。所以，对风的自然属性跟人的关系，我们应该了解到这么一些。

春天谈风：风为一年首气

傅元谋： 在汉武帝以前，中国一年的开始主要是在阴历的十月份。

当然，不同的朝代有一些差异，有九月份开始的，有十月份开始的，有十一月份开始的，有十二月份开始的，但就不是我们现在过春节的这个月。

那么，十月份，从节令的划分上头来讲，主要是冬季。在汉武帝以前，岁首、首气是寒，所以，我们把外感疾病叫"伤寒"。这是因为季节的首气是"寒"。换句话说：寒实际上代表了"六淫之气"。汉武帝以后就把正月改到了我们现在通常所说的寅月。寅月就是我们现在的正月，那么，寅月就是春令。我们现在阴历年跟立春基本上是紧挨着的，所以，汉武帝以后"岁首之气"就变成了"风气"，所以"风"就成了六淫的代表。

前面提到张仲景说，"风气虽能生万物，亦能害万物"。实际上这个"风气"严格说起来不是只有"风"。这个"风"是代表"六气"，就是外界/自然界的"风、寒、暑、湿、燥、火"，对于我们人来说都是有益的，但过度就会造成疾病。是这么一个意思。

汉武帝以后固定了，风气成了一年的首气。那么，这个气呢，它从东方来，而且是经过寒冬以后一个温暖之气，所以给风气就定了一个它性质：属阳。

春天谈风：风的致病特点

傅元谋：那么，现在我们就把生活中的概念引入医学了。

我们对"风"这个病邪的理解，第一个风是"阳邪"。既然是一个"阳邪"，它就容易伤人的阴。这是风气为邪的第一个特点。第二个特点，六淫之气属于"天气"。"天气"从上而下，容易伤人的上部，所以，从中医学来说，"风多巅疾"。所谓巅疾，就是上边的疾病，头痛啊、头昏啊、眩晕啊这一类的疾病就容易多见。风的性质是"动"。动就容易使人体之气疏松，出现一种不固密的现象。所以风邪为病呢，常常出现一种疏松的现象。"太阳中风"的典型表现就是有汗，所以风邪为病，从外邪的角度来讲呢，常常伴有汗出。这个汗出，常常是作为判断"太阳中风"

和"太阳伤寒"的一个重要指征。另外，风能够伤人的阴，阴伤了以后筋脉失于濡养，所以风呢，还常常伴见有一些强直、拘急，甚至抽搐这一类的病症。所以，《黄帝内经》"病机十九条"就专门谈到了"诸暴强直，皆属于风。"这不仅是临床症状表现，还有一个"病机"的概念在里头。当然，我们不是说，只有突然出现强直的病才是风。例举这些是说明风的概念就比较宽，包括的疾病也比较多。在临床上呢，要注意去辨别。

"善行"是风的特点。风一小时可以吹百里数，这个特点体现在症状上，就是在我们体内常常没有一个具体的位置，就是一会儿头痛、一会儿脚痛、一会儿左边、一会儿右边。比如说，我们把痹证分为三大类：寒痹又叫痛痹，湿痹又叫着痹，风痹又叫行痹。"行"是说它痛处不固定，这就属于它"善行"的一个特征。

"数变"也是风的特点，就是变化很快，所以风性的疾病容易传变。比如"太阳中风"跟"太阳伤寒"比较起来，"太阳中风"就容易变化。张仲景《伤寒论》里头很多变化都是以中风作为例子来讲的，实际上就体现了这么一个特点。还有一些瘙痒类的疾病，往往也是不固定的，一会儿头、一会儿脚、全身都有，都体现了一种"善行""数变"的现象。

春天谈风：内外急慢变

傅元谋：另外，还有一个"风"。就好像我们讲"湿"一样，湿有"内湿"，那么，风也有"内风"。也就是说，它不是因为感受外来的风邪而出现的，但是它的临床表现，跟我们刚才说的"风"的临床表现特点比较接近，这种症候就称为做"内风"。内风是属于脏腑的生理功能不协调出现的，最常见的类型有"肝风内动""血虚生风"。"肝风内动"可以出现头晕、眩晕，甚至肢体震颤这一类的情况，虚实都有；"血虚生风"可以出现瘙痒，也可以出现虚性眩晕这一类症状。

有争论"热极生风"究竟该算"内风"还是"外风"？我个人的看法是："热极生风"严格说起来应该算"外风"，是外风的一种演变。比如说，感受了风邪最初是一个太阳中风，它传入阳明以后化热、化燥、化风，出现抽搐这一类现象，但仍然是用清热泻下为主的方法去治疗的，和治疗外感六淫的基本方法是一致的。所以，"热极生风"大体上应该算作外风而不是内风这个范围。

"内风"主要跟肝有关。不管是"肝阳上亢"还是"血虚生风"，因为肝藏血，血虚生风的基础就是肝血不足。血虚生风表现在皮肤是以瘙痒这一类症状为主；肝阳上亢是以眩晕、晕厥这一类表现为主。当然都跟肝有关，从本质上来说都是一种"阴虚阳亢"，但是具体表现上有一些差异。肝的病容易变化，特别是肝阳上亢的这种病变容易变严重。风邪善行数变嘛。因此，我们应该采取积极的措施进行调整。但是四川地区真正肝阳上亢的患者我见得不多，大概跟四川这个地方的特殊性有关：四川地区湿气重、阳气不足。真正要"肝阳上亢"好像"亢"不起来。

曾俊辉："内风"的发动，除了出现肝系统本身的病变，还可以影响到其他四脏。比如小儿"噤口风"，拘挛不能吮乳，这是一个急证；再比如小儿的一些缓证，抽动症；再比如小儿的久咳，都可以是内风的表现。这些从肝论治体现的是肝脾、肝肺、肝心、肝肾的相互关系。也就是说，不是肝本体的病变，是由于肝的问题引起了五脏的不协调。

傅元谋：我对这个问题的看法：一个是由于肝的问题，引起五脏不协调；还有一个，表现上是肝的问题，实际上、本质上是脾（为后天之本）的问题。比如说，噤口风，不能乳。口唇周围是属脾，可能更多还要从脾的角度去考虑。当然"肝主筋"我们要考虑，但是不是就把它划为肝的病？我个人觉得，与其把它划为肝的病，不如说是脾的病影响到肝。

曾俊辉：但是它急性的处理，要用强烈的行气活血打开，如果光是脾本身的问题，现象上更多的是一种萎软衰弱的表现。

傅元谋：对，比如"慢惊风"很多就是萎软衰弱的表现，但有的时候一些虚弱的病，它也可能表现出一种实的象。那么，这个时候从"治标"的角度来讲先治肝，但是肝的问题一旦解除了之后得马上转过头来，还得去治脾。

曾俊辉：就是说，从肝脾不协调的因素讲：首先是因为脾虚导致了肝不协调，这就是考虑到疾病标本、病象与深层病机的关系。

春天谈风：养神养志养生

曾俊辉：《素问·四气调神大论》讲："春三月，此谓发陈，天地俱生，万物以荣，夜卧早起，广步于庭，被发缓形，以使志生；生而勿杀，予而勿夺，赏而勿罚，此春气之应，养生之道也。逆之则伤肝，夏为寒变，奉长者少。"

请傅老师跟我们谈一下春天咋个养生。

傅元谋：（笑）春天咋个养生，实际上《黄帝内经》里头讲得很清楚，《素问·四气调神大论》讲得很清楚："春三月，此谓发陈。"

《黄帝内经》说的内容，我们要贯彻全年来看，不要片面地理解。养生首先是"养神"，所以它这一篇叫"四气调神大论"。所以，首先要把我们的精神状态调动起来。那么，春天在"调神"这个问题上的核心就是"以使志生"：要调我们的志，春天就要想到这一年要干些啥子事情；要有一种奋发向上的精神。这就是总的一个情况。

不要春天来了，你还暮气沉沉，还老想睡觉。首先，精神状态要调动起来。春天欣欣向荣，万物俱生，天气已升，那么人也要生。首先生"志"，所以"以使志生"，表现在具体问题上头，就是我们要向外、向上。这是古人的一个讲法。

"夜卧早起"，这个讲法就要相对地来看，不要片面地理解。"夜卧早起"不是喊大家去熬夜，它是相对于冬天而言。冬天是"早卧晚起，必待日光"，那么，春天"夜卧早起"。也就是说：我们要干点儿事，要做点儿事，要立志，要有一个规划，那么，当然相应的睡眠时间就要短一点儿。是这样去理解，不是喊你去熬夜。冬天可以早点儿睡，九点钟睡。那么，春天呢，十点半睡。也就是说，春天晚上你可以再干一会儿，再规划一下，但十点半要睡下。正常情况下，最晚十一点前要进入睡眠状态。你十点半还不上床，十一点咋个进入睡眠状态呢？那么"早起"，大家也就可能六点钟嘛，再早也不现实。"夜卧早起"，它总的精神就是我们人要有一个动态。这个动态也不要太过。

"广步于庭，披发缓形"，这也就是"以使志生"，我现在想"动"了。但是，"广步于庭"，没喊你到野外去跑。因为春天刚刚才经过，严冬寒邪还比较重，是喊你在院坝里头走会儿路，没喊你跑到野外去；它跟夏天的"若所爱在外"，跑出去，不在院坝里头，那是两回事儿。也就是说，春天要动，但是动有个度，不要过分，还要注意保护自己。"披发缓形"是放松。放松的目的是"以使志生"，就是我们准备好好干一场了。用过去的话来说，要迎接春耕了，要投入生产了。

"生而勿杀，予而勿夺，赏而勿罚"，也就是你要立一个志向。这个志向是顺应自然、顺应万物的生长，那么，你也要顺应这个"状态"。比如，春天现在有"禁渔期"。万物都在"生"。春天，鱼要产籽，牲畜冬眠醒来要交配。所以，这个时候不主张杀伐，特别是打猎，一般不主张这个时候去打。但是总体来讲，我们人要生，万物也要生，所以你要顺应这么一个情况，"生而勿杀，予而勿夺"。再比如农业生产，这个时候是播种。播种就是撒出去，这个时候不要想去收，这个时候去收你啥子都收不到。"赏而勿罚"，就是要鼓励大家，而不是去处罚。整个养生的核心问题是在"志"，就是我们要有一个欣欣向荣，向上这么一个状态。

另外，春天我们还需适当注意防寒，所以过去有一句话，"春要捂"。当然，春天的"捂"跟冬天不一样，是你要注意防寒。比如说，前两天突然冷一下，你要是棉袄都收捡了，可能这下又要翻出来，但是它就不像冬天包裹得那么紧。所以"披发缓形"，帽子可以不戴，头发可以解松，衣服不穿得那么箍起，逐渐放松，但是一定要注意：谨防倒春寒。我们前两天经历了一次倒春寒。真正的倒春寒在（阴历）三月，"放牛娃儿你莫夸，三月还有个桐子花"。（笑）今天是三月初了，再过两天就是惊蛰："百虫鸣动"。"百虫鸣动"，它们从冬月中间醒过来，如果这个时候再来给"寒"一下，可能很多昆虫就活不过去。倒春寒不仅对人有害，实际上对自然界都有害。所以，我们一定要注意。

再者，春风属阳：它是温暖之风，吹到身上不冷；它是微风，既不像冬天的寒风凛冽，也不如夏天的暴风、暴雨那么猛；它是温和之风，而且春天的风是向上的。不晓得大家注意观察没有，春天有一个活动——放风筝。为啥子春天放风筝？第一个，春天的风比较稳定，一般是东风。过去成都放风筝在哪个地方？"东教场"。风从东方来，我小的时候就住到东教场附近。春天的时候，我那个时候不可能去放风筝，就跟着大人凑热闹，在东教场放风筝。

第二，春天的风是由下向上，有一个明显的升举的力量。小时候我就有疑问，一年四季都有风，为啥子春天放风筝？因为春天的风有一个向上的力量。春天刚刚开始的时候，春天的风来得不是很旺盛，它就不一定向上。我这次出去耍了一转，最后回来那天，跑到新津一个湿地公园。那儿有个大草坪，大家就在那放风筝儿。我们看了一下，没得哪个把风筝放起来了的。飞一阵，一个跟斗就栽下来了。现在春天还没正式到来，风力还不是向上，也不够稳，再过两天，可能清明前后，那个时候可能风力就真正向上了。

总体来说，中国文化认为养生是顺应四季，顺应四季的人身体就健康。

夏：若所爱在外

曾俊辉：大家都穿短袖了，请傅老师跟我们讲一下夏天。

傅元谋：好。

（2021年）5月5日就立夏了。立夏就标志着我们进入夏天了。夏天给我们的印象是热，夏季的主气也是"热"。热作为六淫邪气为阳邪，伤人之"阴"。这个"阴"包括两个方面：一个是津液损伤，另一个是阴津损伤。轻嘛就是津液损伤，所以，夏天大家喝水比较多，这是补充津液。当然水不等于津液，但是水经过脏腑的运化，就能够转化为津液。

从五脏的角度来讲，热容易伤人的心，所以，在夏天容易出现一些跟心有关系的疾病，如心悸、晕厥等。另外，热邪容易壅滞人的气血，导致疮疡类的疾病。当然，疮疡四季都有，就概率来讲，夏天疮疡发病的概率一般比冬天要高一些。特别是在过去，所谓的疔疮多半发生在夏季。

那么，我们夏天该咋个养生？《素问·四气调神大论》在讲夏天的时候有一句话是关键："若所爱在外。"也就是说，第一我们心里头想的是外面的世界，不是里面的世界，就要出去多走动，多逛逛。大家都出去走一走，"所爱在外"嘛。在春天是"广步于庭"，在院子里头，没有出去；到夏天就要出去，"若所爱在外"。

对于我们人体来说，要让人体之气发散。热闭到里头咋个祛除掉？一个方式是发散。阳明病一个重要的症状是"汗出"。其实这不光是疾病症状，也是一种自我调节：有了热了我们就要出汗，出汗就可以散热降温。要是该出汗不出汗，这个人就闭得恼火。我们成都最难受的是要下雨又没下下来那两天，闭起。所以我就讲，夏天养生的核心问题是"若所爱在外"，就是放散、放松、发散。为啥子夏天穿衣服穿得比较少？也是一种放松，也是一种发散，让卫气发散出去。但是，伴随着这种发散就需要注意在内的阳气容易不足。按照《黄帝内经》的观点，夏天我们人体的阳气外出要充盈在表，相对来说在里的阳气不足，所以，夏天很容易发生中焦虚寒的病证。过去，传染病在夏季流行的一个大类是"霍乱"。当然，不一定就是"真霍乱"。"真霍乱"也属于中医学外感疾病"霍乱"这一类：剧烈地吐泻。这个现象从理论上来讲是我们刚才讲的人体阳气充盈于表，内里出现相对中寒的虚象。它更容易受到寒邪、外邪的侵袭，容易出现剧烈吐泻。可能大家在临床的都晓得，这段时间拉肚子的、呕吐的患者就不少。所以，夏天我们要特别注意，除了饮食卫生，还加一条"少吃生冷"，就包括饮食也要热了吃。

那天我看了一位患者，跟我说他胃不舒服。咋子呢？一碗冷抄手，他煮起了过后，忙，放冷了才吃下肚皮。这碗冷抄手吃了过后就"钉"到心头。我说，热一下嘛！现在要热一下容易得很嘛！他说吃都吃下去了，糟都糟起了（笑）。

那么"若所爱在外"，晚上可以睡晚一点，当然不要过十一点睡。我这个"晚一点"是针对九点钟睡觉而言（笑）。是嘛，九点就是二更了，十一点就是三更了嘛!

刚才提到"热",但在成都地区,典型的、纯粹的"热"不多,原因就是成都地区"湿气重"。所以,在成都地区,大家不要忘了湿与热常常相伴为病。

学生:夏天治病是不是效果更好?

傅元谋:是,可以这样说。夏天你不要忘了理中汤就行了。《伤寒论》治霍乱的两个代表方,一个五苓散,一个理中汤,确实是有效。

学生:您说的这个"夏天治病效果更好",还是跟阳气流动的趋势有关。夏天治疗在"外"的一些疾病,比如表现为呼吸道症状、皮肤病症状,这些情况要好一些。

傅元谋:是这样的。你说的夏天效果要好一些,是这个病在"外",表现在外,比如呼吸道疾病、皮肤病。治疗呼吸道疾病的一个重要手段是解除卫气的闭郁状态。夏天整体就是要让气出去,因势利导,所以一些病确实是夏天治效果更好一些。

秋燥:燥概念的形成和简单表现

曾俊辉:请傅老师谈一谈关于"秋燥"的问题。

傅元谋:(笑)说一下嘛。

"燥"是中医六淫之一。中医对"燥"的认识,实际上是经过了一个漫长的过程。"六淫"都是来源于人对自然界的观察。最早认识的是寒和热或者寒和暑,其次认识的是风和湿。因为这些都能够直接看到,比较明显直观。"燥"不是很明显、直观,虽然观察到一些现象,但是怎么样来总结它,实际上是经历了一个漫长的过程。

《黄帝内经》时代的人们就观察到了秋天"天气以急""地气以明",用今天的话来理解就是"秋高气爽"。所谓"天气以急"就是天朝上头"收"了,我们看到天高,这就是"天气以急",它自己"收缩"了。"地气以明"就是地上水蒸气少了之后,可以看得很远,所谓"天高气爽"。

"天高气爽"咋个归纳？古人没有作结论。《黄帝内经》里头也有提到"燥"的时候，但是没有展开，没有细说。我有一个观点，在《黄帝内经》里头，凡是提到"燥"的篇章，都是《黄帝内经》的后期，但是也没有细说。比如《素问·至真要大论》就明确讲了风、寒、暑、湿、燥、火，讲"病机十九条"。但是请大家注意，把"病机十九条"拿来看，前头虽然说了"燥"，但是后头"燥"一个字都没提。为啥子呢？也就是说，当时中医界对"燥"究竟该怎么认识，基本上是空白，只是有这个概念。但是这个概念咋个去阐述？没有人去阐述。我在给大家讲《伤寒论·伤寒例》的时候，专门讲了这个问题。张仲景在《伤寒例》里头，也是把秋当作冬的一个附属来讲的，所谓"秋为次寒"。就根本没有提到"秋燥"该咋个去认识它。

很长一段时间内，大概有这么几种观点：第一，承认"燥"是秋天的主气，比如我们刚才讲到的"天气以急""地气以明"；第二，认为秋的气是夏气的延伸，夏末就是暑湿重，所以《黄帝内经》里头不少篇章也提到了，"秋伤于湿，冬生咳嗽"，把秋的主气，仍然作为一个湿气，或者是湿气的尾子，暑天延续过来；还有一个，就是把它作为冬天的前驱，秋为"次寒"，冬为"正寒"。古代中医是这样子来认识的。

我们观察一下"二十四节气"讲"秋"是"秋处露秋寒霜降"，没得一个字提到"燥"。也就是在制定"二十四节气"的时候，秋天这个气是不是"燥"还没有明确的概念。但是前面提到的几点都反映了，说它是"湿"的延续。有"露"有"霜"，这不是湿气嘛！也有"寒"，寒露。所以，很长一段时间内，我们对秋气的认识就处于这样一种状态。

到了北齐徐之才写"十剂"又提到"燥"了。虽然不是从"秋气燥"的角度来讲，但是对燥的现象的认识跟我们现在比较接近了。他在讲"十剂"的时候讲湿：湿、滋腻的药可去"枯"。他是把"枯"作为这个"燥"的代表，有点儿接近、有点儿相关。

正式把"燥"作为一个时、气完全描述出来，是到了金元时期。刘完素《素问玄机原病式》里头就明确提到了："诸涩枯涸，干劲皴揭，皆属于燥。"他对"燥"的论述，补了病机十九条的不足。也就是说，到了刘完素时期，才补出来"燥"气的完整表述。刘完素以前，中医界对燥的认识都是一个模糊状态。有些对燥的认识有点儿接近了，但是具体描述中，大概居于这三种情况：即天气以急，地气以明；暑湿的延伸；次寒。到刘完素，才把"燥"的核心问题揭示出来了。

刘完素总结提炼出燥气为病的这几个核心特点，其中"涩"就是不流畅。"涩"主要还是指皮肤。他对"燥"的整个描述基本上还是在体表。体表跟肺有关，而且"燥"的现象在体表容易反映出来。我经常问："你摸到患者皮肤是润滑的还是干涩的？"如果是干涩的，你就应该想到"燥"的这个问题。"枯"就是"干枯"，跟北齐徐之才的那个说法是接近的。"涸"是没得水，"干涸"。这个时间节点在成都也能体会到。比如上一个月，我们摸到患者皮肤很多是黏手的，这段时间黏手的少了，摸到比较清爽的多了，皮肤比较干燥、干爽。当然，这个干燥跟完全没得水，干枯、干皱，又是两回事。然后就是"干"，"干"和"干涸"实际上是一回事。"劲"就是皮肤比较紧，皮肤收缩。"皴"就是开口。"揭"是翻开，就是有些患者说的，"皮肤翻燥燥"的这种情况。

正是由于中医界对于"燥"的完整论述形成得比较晚，所以对"燥"的描述也比较简单。说得通俗点就是一个"干"，"燥"是"干"。

秋燥：燥邪复杂病机探讨

傅元谋：有缺乏津液现象时，你会摸到他皮肤"干"，但摸到"干"是不是都是"燥邪"为病？这就需要分辨了。在讲"湿"的时候也给大家提到过。比如"眼睛干、鼻子干、口干"，这些都可以算作是"燥"的临床表现。但是在实际临床中，眼睛干、鼻子干、口干是不是就一定是"燥"？不一定。特别是在成都地区，眼睛干、鼻子干可能是有"表证"。还有就是"湿气比较重"也可以引起，比如，鼻涕比较重就导致津液的润泽不能到达这个地方。

口干，特别是早晨口干，常常跟脾不能转输津液上达有关系。如果一天都口干，我们就要考虑是不是有"燥气"了。另外，皮肤干，我们要考虑外和内。如果是内侧皮肤干，要考虑"营气不足"。"营气不足"延伸来说是水不足、津液不足。如果是外侧的皮肤干，更可能反映的是卫气闭郁不通畅。

燥邪、燥气是以干燥为主要临床表现。另外，燥的致病特点也有"收"这个问题。"收"呢，理解面窄一点，可以从皮肤的收缩、紧张这个角度来理解。扩大一点，"收"也可以从大、小便不通利这个角度来理解。当然，大、小便不通利，除了跟"燥"有关系，也跟我们前面讲的"脾虚""湿邪"比较重有关系，所以，作为一个中医，就应该看到正面跟反面。"症状"的指向性是"多元的"，不是所有大便干燥的人都是"燥邪"。特别是在成都地区，很多大便干燥跟"燥"没得直接因果关系，是由于脾虚了，推动无力所形成的。脾虚生燥，本虚标燥，那么，这种患者除了大便干燥以外，其他"津液损伤"的症状都表现不出来，而是以脾虚证为主。

另外，我还有一句话，算个人经验嘛："在成都地区，诊断阳虚从宽，诊断阴虚从严。"这里的阴虚就包括：津液损伤后出现的本燥、真燥的这种现象。

前面我们讲了湿有外湿、内湿，风有外风、内风，那么，燥也有外燥、内燥。"外燥"是感受外面的邪气，"内燥"是内在津液损伤所出现的一种情况。因为成都地区最大的一个环境特点是"湿气重"，湿气容易伤人的阳气。这个阳气扩大一点就包括我们的"脾胃之气"，所以在成都地区，很多便秘的患者都是由于脾虚过后，运化无力造成的。

对于小便少这个症状，固然跟阴津损伤有关系，跟"燥"也有一定的联系。但是也不要忘了，从中医的角度来讲："水饮停留"与"小便不通畅"也有密切的关系。

另外，就是吴鞠通对"燥"有研究。他不仅讲了"燥"的临床表现，还讲了"燥"跟几个邪气之间的关系。燥跟几个邪气之间的关系前面已经提到了。他认为燥跟寒热的关系比较密切。热，我们大家容易理解，热把津液伤了不就燥了嘛！热生燥、本热标燥。跟寒的关系呢，就是寒邪闭郁后，也会导致津液不能正常地布散，有化燥的可能性：寒生燥、本寒标燥。另外一个就是，跟湿邪有关系，湿和燥本来是一对相反关系，但是湿邪停久了也可以化热、化燥，这就是"本湿标燥"。我在讲"湿"的时候专门讲了这个问题。

吴鞠通把这三个邪气跟燥的关系明确点穿了。当然，他的那个话说得不是让人很懂，但是实际意思就是这么一回事儿。燥就讲到这里，中医本身对它的认识也形成得晚。

曾俊辉：谢谢傅老师。

总结一下，也就是说，中医对燥气的认识有两个重要时期。一个是金元时期以刘完素为代表；另一个是明清时期，特别是清代，以吴鞠通、喻嘉言，分温燥、凉燥为代表。另外，吴鞠通把燥的致病特点：诸涩枯涸，干劲皴揭，用金的属性来说明，特别是"金坚结"，那么，体内的一些包块、肿瘤也归可以到"燥"这一类；除此之外，一些痿证也符合"燥"这些特性，也归到"燥"这一类。

傅元谋：你要扩大的话，都可以这样讲。

曾俊辉：这些都是明清对"燥气致病""复杂病机"的新发展，谢谢傅老师。

傅元谋：我偏重在搞伤寒，伤寒是重在讲阳。

⁓❀ 冬：从"冬"字到历法"冬季" ❀⁓

曾俊辉：请傅老师谈一谈"冬"。

傅元谋：我们学校办了西学中班。上个星期六是立冬（2020年11月7日）。立冬那天，学校把我请去讲"伤寒"。我说："今天这个日子正好，今天是立冬。立冬我们讲伤寒，这是正日子。"我们今天也先从"冬"讲起。

"冬"这个字在许慎的《说文解字》是这样讲的："冬，四时尽也。"它先从下面两点，再从上边那个有点像反文的结构，它读"终"（都宗切）是古"终"字。

但我对许慎的这段解释不是很赞同。虽然从今天来看，"冬，四时尽也"，是对的嘛。一年四季到冬了，一年完了。但是，在古时候不是这样子，古时候冬是"岁首"。汉武帝以后才改成"春"为"岁首"，汉武帝以前是"冬"为"岁首"。既然"冬为岁首"，那用"冬，四时尽也"来讲就不大合适。

把冬字上头那个符号说成是"终"，我也不了然。"终"这个字，象形是象形不出来的，只能是会意或者指事。所以我认为，冬从文字学上来讲，再朝上头推，我们今天能够看到的，比较早的冬的痕迹就是这个样子📍。就像一个房子有一横，一横下头就有两个箭头，那两个箭头古代就是冰的符号，就代表"冷"。这个字我认为是个会意字：冬天要御寒，所以那一横就把冰挡到外头，人住到房子里头，你就可以保暖，保护阳气。

前面提到，冬在古代是第一个季节，是岁首，但至于冬具体是哪些月份，历史上有不同。有的是把十月定为岁首，有的是把十一月定为岁首，有的是把十二月定为岁首。先不说其他，阴历十月还有个说法就是"子月"，所以它定为"岁首"是对的。"子、丑、寅、卯、辰、巳、午、未"嘛。按照传统说法"子月"是第一个月，第一个月应该是"岁首"了。

冬最重要的是两个节气。

一个是"冬至"。可以说，"二十四节气"里面最早确定的就是"冬至"。第一，这一天好确定，冬至至短嘛，白天时间最短。第二，它是我们一年四季的一个大标杆，时至今日仍然是一个大标杆。

另外一个是"立冬"。《黄帝内经》上经常讲到一个事儿，冬至前四十五天。冬至前四十五天是哪一天？是立冬，"冬雪雪冬"。当然，这个四十五天是概要的说法，可能是四十五天，也可能是四十四天。一个节气是十五天，但阴历月有大月和小月，有的时候可能就不到十五天，是十四天。所以这个四十五天是大约的说法，是讲"立冬"。

为什么非常重视"立冬"？"立"就是冬天建立、开始了。我在讲《伤寒论》的时候讲了，张仲景把冬季分成了大冬、中冬、小冬。这个"小冬"就是立冬到立春那三个月，所以"立冬"那天我们冬天就开始了。当然，这是从历法上头看。冬季实际上是不是开始了，我们还得根据气象变化的实际情况。今年整个这一年冷，但是到了立冬这一天热乎了（笑），出了个大太阳（笑）。成都城里头的人基本上都跑空了，出去晒太阳去了。从气象学角度看：要连续五天的平均气温在十度以下，才是冬季的到来。所以，就要明白历法上的冬季跟实际的冬季是可能有差异的。

冬：寒

傅元谋： 冬天的主气就是"寒"。刚才讲了，冬字底下那两个箭头是冰，以冰来示意寒。寒作为我们中医非常重视的气，我个人认为"风、寒、暑、湿、燥、火"中，最早引起人们注意、加以研究的是"寒"。因为"热"日子好过，大家就不去注意，"寒"这个日子就难过，就特别加以注意。过去我们形容一个人日子窘迫叫"饥寒交迫"（笑）。就特别注意"寒"这个气。我不是讲嘛，"风、寒、暑、湿、燥、火"六气，最早注意到的是"寒"和"暑"。这个"暑"是热。

"热"大家实际上不是很留意，更早留意的是"寒"。"寒"对于我们人来说也有好的一方面，所以张仲景后来讲嘛，"风气虽能生万物，亦能害万物"。首先是"生"。张仲景这个地方用的是"风"来代表六气。如果按照以前更古的说法就应该是"寒气虽能生万物，亦能害万物"。它首先是让我们生，然后过量、失宜才为害。"寒"能够使我们的肌肤坚固，抗御外邪的能力更强。这是它对我们"生"的意义，但太过了就是邪气。

"寒"对我们的伤害主要有三个方面。

第一个方面，"寒为阴邪，伤人阳气"。"冬"的古字"冬"。到了冬天，要把北边的窗户塞起来，免得寒气入侵。中国的寒气主要从北边来，就要把北边的窗户堵上。"去寒就温"嘛。门是朝南的，所以，门还可以打开。大家都晓得"寒"对人有损伤，损伤啥子？损伤阳气。所以要避寒。

第二个方面，"寒性凝滞"。凝滞的第一个突出表现是使气血的运行不通畅。"不通则痛"，所以寒邪对我们人体的伤害，首先表现就是疼痛。可能很多人小的时候都长过冻疮。冻疮痛不痛啊？痛。这种寒性的疼痛往往有两个特征：一是晚上比白天重。按照中医学的观点：人的阳气白天要旺些，晚上相对说来就没那么旺。寒邪阻滞气血运行，晚上更明显。二是寒性这种疼痛呢，往往是"拒按"的。它是实性的、壅滞的。

第三个方面，寒气侵袭人体容易导致"拘急"。这种拘急现象可以认为是寒邪损伤人体阳气后的一种延伸。《黄帝内经》讲："阳气者，精则养神，柔则养筋。"寒邪把阳气伤了，阳气不能温润筋脉，筋脉就容易出现拘急、挛急。寒邪为病就有这么一些表现。

总的来说，冬天要到来了。虽然这两天还不算是气象学上的冬天，但是时令已到，大家还是要注意保暖，不要为寒气所伤。

冬："候鸟式"生活方式

曾俊辉：从中医的角度去理解，在一个地方长期生活，经历一年由春到冬"生、长、化、收、藏"的过程，每一个季节人体之气的外出、内收的程度、方式不一样，人体之气是随着自然之气进行了一个完整的"升、降、出、入"的状态。到了冬季"闭藏"，除了避寒就温、避寒邪保护阳气以外，对人的气本身也是一种收藏。这个时候，"气"应该降纳归肾。但是现在交通发达了，觉得冷了就跑到海南甚至更南方，跑到澳大利亚去，每年都这样。或者反过来，夏天避暑到凉快的地方去。这种方式从中医咋个来评价？咋个来认识？

傅元谋：我只能这样子讲，这些事情要短期内作出评价很难。但是人新陈代谢总有它自身的规律。植物到一定的时候，它要结果实，要结种子。这是植物的一种收藏方式。动物呢，比较极端的方式就是要冬眠，这就是一种收藏的方式。人也是一种生物，也离不开"收藏"的方式、这种规律。

现代一些人就成了"候鸟"。"候鸟"的这种生存方式，是不是从长期来讲对人有益，我无法评价。这种生活方式，是近些年才兴起来的。但是有一点，近年有流行病学研究发现，海南南部地区"候鸟"人群的心脑血管疾病发生率比长期在海南住的人要高。说明"候鸟"这种方式可能还是有一定问题吧，是不是嘛？

冬：伤寒

傅元谋：在中医认识前进、进化的过程中，"伤寒"概念也有分化，后来引出了一个说法：伤寒有广义的、有狭义的。

广义的伤寒是：一切外感疾病的总称。所谓外感疾病，有三个特征。第一个特征，它是感受六淫病邪形成的。没有六淫病邪的感受就不叫外感疾病，但是不等于感受六淫病邪形成的就一定是外感疾病。所以，它还得有另外两个要素。第二个特征是患者的发病常常有类似的症状，表现出一种比较强的季节性。我们在诊室里头看病，一段时间内患者症状都有点相像。比如这两天看到的患者有几个共性，呕吐的多、腹泻的多、喉咙痛的多。如果看一下喉咙，常常有水泡，上腭有淡黄色的分泌物。患者会出现具有共同性的这么一些特征。有比较强的季节性，这是第二个特征。第三个特征是外感疾病容易发生变化，标准术语是"容易传变"，发展变化比较快。

"外感疾病"归纳起来就有这么三个特征。有这三个特征就叫"外感疾病"。"外感疾病"是由于"六淫病邪"引起的，最初是以"寒"统称、总称的，后来就逐渐分化，就出现了"狭义伤寒"的概念。

大家注意，先有"广义伤寒"，只不过不叫"广义伤寒"，就叫"伤寒"，后来疾病认识多了就分化出来一类叫"狭义伤寒"。"狭义伤寒"定义是：感受寒邪即时发病所形成的"外感疾病"。广义伤寒、狭义伤寒，这就是我们通常教科书上说的"伤寒"概念的两个档次。实际上，在我们的使用中不止两个档次，我认为该再加两个档次。

第一个加的档次，我把它叫作"二级伤寒"或者叫作"中义伤寒"。因为它的概念范围比"广义伤寒"窄，比"狭义伤寒"宽。

一切外感疾病按照中医学的观点可以分为两大类：一类是"寒性"的外感疾病，一类是"热性"的外感疾病。什么是寒性的外感疾病呢？中医的经典著作《难经》把"伤寒"分作五类：中风、伤寒、温病、湿温、热病。"热病"有的文献又称为"暑病"。这五类就可以把一切外感病分为寒性的和温性的。"中风""伤寒"属于寒性的外感疾病，那么剩下的"温病""湿温""热病"是热性的外感疾病。这个就属于"二级概念"或者叫作"中义伤寒"。

这里要说明一下，"温病"没有一级概念，外感疾病的一级概念就是"伤寒"。"温病"被包括在"广义伤寒"范围里头了，所以温病只有"二级概念"。因此，为了方便讨论，我们也就说"伤寒"的二级概念，就对应"温病"的二级概念。比如说，经常讲："温病的治法跟伤寒的治法不同"。这个"温病"讲的就是"二级温病"。它对应的这个伤寒是"二级伤寒"，不然你拿"广义伤寒"去试，你就摆不平。

第二个加的档次，第四个层次的伤寒是什么呢？

刚才给大家讲的"狭义伤寒"是没得季节的概念。"狭义伤寒"就是感受"寒邪"即时发病所形成的"外感疾病"，就叫"伤寒"。

如果把"季节"的概念要素加进去了，这就是"第四级伤寒"："冬天感受寒邪即时发病，所形成的外感疾病"就叫"冬伤寒"；春天感受寒邪即时发病，所形成的外感疾病就叫"春伤寒"；夏天感受寒邪即时发病，所形成的外感疾病就叫"夏伤寒"。当然按此类推，就该有个秋伤寒，但是在经典的中医文献中间还发现有"秋伤寒"这个术语。

我这里所说的，典型的中医经典著作是指"五四"以前的，"五四"以后不算。比如说，今天我要提出个"秋伤寒"的概念也说得过去。我讲这个问题是想说在中医文献历史上还没得"秋伤寒"这个概念。道理，我们这里暂时不讲，反正大家晓得这回事儿。也就是说，加上了"季节"就是第四个层次了。

在张仲景的《伤寒论》第197条讲："阳明病，反无汗而小便利，二三日呕而咳，手足厥者必苦头痛。若不呕不咳，手足不厥者，头不痛。"第198条讲："阳明病，但头眩不恶寒，故能食而咳，其人咽必痛。若不咳者，咽不痛。"这两个条文有个"注释"。这个"注释"一般说来是林亿他们加的。这个"注释"都讲到"一云冬阳明"。这个术语很怪："冬阳明"。什么叫"冬阳明"？"冬阳明"，如果按照标准说法就是"冬伤寒的阳明病"。"伤寒"是一类病的病名，那么"伤寒"在"六经辨证"中间就把它分成六个大证：太阳病、阳明病、少阳病、太阴病、少阴病和厥阴病。这六个虽然号称病，但本质上就是一种"证"，所以说什么是"冬阳明"？"冬伤寒的阳明病"就会出现这些临床表现。关于伤寒的这四个层次我就说到这里，我就不扩展了。

第十讲

谈学术路线

学术路线提炼：症状证候为基础，气化贯穿提升

曾俊辉： 从傅老师的学术路线来看，基本上是从伤寒学的症状学、证候学入手。这是伤寒学的经典研究方法。比如说，像成无己，就是这种研究方法的先行者。从着重分析症状及证候的六经属性来着手。

傅元谋： 症状是入门的阶梯嘛！

曾俊辉： 从我学习的体会来看，傅老师在症状学、证候学的基础上，还有几个方面的提高：不仅仅是从症状、证候本身，而是把它们融入了六经气化的一些观点、思维。并且，这是一种连贯广阔的思维，不仅仅是割裂的六经，只有各自的六经气化，而是把人的生理及病理贯穿到里面。这是我跟傅老师学习的一个深入的体会。

傅元谋： 症状学、证候学，如果光看症状，这种研究方法就有它的局限性。那么，这个症状及证候就存在不好说的问题，就有模糊性、多义性、多方向性。

曾俊辉： 另外，对经典医籍没有描述的、没有出现的症状和证候，你咋个来归类与分析？是吧？这就涉及症状学、证候学的边缘性问题。要解决这个问题，就要突破它们本身，就需要其他伤寒学研究方法来辅助。

傅元谋： 比如说，我们讲这两年阳虚寒湿的患者常常上腭会出现黄腻苔样分泌物及疱疹，这个症状过去都没有记载过。咋个把它纳入中医学体系，纳入症状学，发展新症状归属？过去没有哪本书记载过、分析过这个症状，所以，这个疾病谱确实是在变的，所以症状学、证候学要与时俱进。

曾俊辉： 疾病谱再变，还是没跳出中医认识疾病的这个框架（笑）。

傅元谋： 你症状学的基础打得牢，一看患者，一下子就马上反应过来了。

学术路线提炼：青蓝冰水

学生：在学习过程中，我一直有一个问题，就是没有一个快速的框架、没有整体的思维，以至于每个知识点在框架的哪个位置上还是模糊的。

曾俊辉：框架的建立，不是说我们一学伤寒就掌握六经，是有一个过程的。六经下面各个证的辨证特点和对证的实际划属，实际上各个学派、医家在一定程度上都有区别。

学生：我主要想知道，对于伤寒学的学习研究，怎么跟傅老师平常的临证挂上钩？否则，我们书上看到的是一块，跟傅老师临证又是一块儿，这样的话跟诊的效率就很低。虽然不停地在积累资料以及思考：平常的学习怎么和傅老师的临证处方能联系起来？

曾俊辉：这个呢，你要说窍诀或者说"捷径"当然也有。我就这样给你讲：抓住傅老师用药的主线，抓住傅老师对疾病主要的认识。

傅老师的主线是：从少阴到太阴，开太阳行营卫治全身；以"阳虚寒湿"为辨证的基本模型，以"温阳除湿"为治疗的基本手法，兼顾其他。比如说兼顾阴虚、兼顾有热、兼顾动风、兼顾肝的问题。这就是主线，是捷径。认识到这个，你就抓住了基本的主线，可以走这样的"捷径"去认识。

但是你需要认识到，你不一定能像他那样用得好。傅老师这条主线的用法也是经过几十年的实践打磨提炼出来的。而且，说实话傅老师有的时候用得很"固执"。什么是"固执"？比如说张仲景也用得很"固执"。张仲景以热治热，之前我讲过这个命题。张仲景以热治热，傅老师也以热治热。明显是热证，他还是用热药去解决问题。这不是不可以，之前我就讲了，温阳不完全是为了温。傅老师的基本思路就是这样的，基本学术、临床路线就是这样的。傅老师的基本用药特点以及对疾病的基本认识就是这样的，所谓"捷径""框架"如是。

至于"捷径""框架"怎么提炼、认识、凸显出来的，这是另外一个问题。也就是，这实际上展示了对《黄帝内经》《难经》《金匮要略》《伤寒论》以至于后世的《温病学》等所描绘的中医学人体的这个模型，傅老师是如何抓主线来认识的。

那么，在这个认识的基础上，如何用之于临床？是你这个问题的另一方面。

傅老师的主线，刚才已经给了：从少阴到太阴，开太阳行营卫治全身。以这样的主线去切入人的整体。以阳虚寒湿为基本辨证模型；以温阳除湿为基本治疗手段。

那么，你再问这个主线之下有什么方剂、什么药？那你该自己总结，对不对？那些几十个常用方剂，以及在这些方剂上有一些加减化裁组合内容，也不多啊。为什么总结不出来呢？

总结不出来，我觉得在于思维还没有提升到这个路线上。也就是说，你还没有把握傅老师的学术特点是"以少阴到太阴，开太阳"的方式来调整全身等。还没有真正深入理解傅老师说"湿气重""阳气不足"什么意思，也就是"阳虚寒湿"的普遍实质。这就是辨证模型。

那么，在这个主线、思维、辨证模型之下"理"有了，"法"结合"方""药"就能一线贯穿了。

这是从你问题本身来回答。

另外，怎么来用？怎么来学？"一家有一家之伤寒，一家有一家之仲景。"每个人从经典里面汲取的、构建他自己辨证论治体系的养分不同。也就是说，一个是傅老师是怎么样的，另一个是我（你）应该怎么样：应该在吸收傅老师理论与实践合理性的基础上去再开拓、再深化。应该在掌握大端的基础之上，把握灵活思维，去开拓自己的认识方式、构建自己的辨证论治体系。不应局限于应该怎么样去"学"傅老师。这个"学"里面其实就包括了你怎么学到手，在临床实践中获得效用。

怎样延伸扩展？

首先要自己下功夫。我说说我的成长经历。我初期跟傅老师门诊的时候也是要去认识、吸收傅老师辨证论治体系的合理性，包括傅老师对疾病的认识，对人体的认识，对用方、用药的认识等。在这个基础之上，我也会有自己的看法。那么，我就会去检验自己想法。经过无数次的尝试、思考、碰撞，一些机缘之下去抓住一些火花，去照亮了一些道路，然后我就一步一个脚印地去走这些道路。首先，就打开了阳明病丰富的层次，比如说阳明与太阳的关系、阳明与少阳的关系、阳明本身存在虚证的问题。这就促使我沿着思维火花照亮的道路一步一步前进。在这过程中会有收获，而这些收获的积累、反复拣择、沉淀，逐渐就形成了自己的辨证论治体系。从阳明就能够开拓到对阳证的不同治法，进一步联系到六经中其他五经与阳明的生理病理关系。以此则知，在一些情况下，通过阳明可以解六经之病，而阳明本经之病也可借用其他经之解法。这样就把阳虚寒湿的辨证模式，以及以少阴、太阴、太阳为主的思维模型，再次综合，嵌入了阳明、少阳、厥阴这些重要因素。

这是我对老师，对学说、方法、思维在一定的程度上有所探索、拓展、演进。在深入学习傅老师的学术思想及临证经验的基础之上，我们应该有自己的想法。

所谓捷径、框架，就是前面谈的几个方面。傅老师的这个体系也是他经过不懈努力整理出来的，是他在中医学理论框架内体系内找到的他认为合理的路线、思维模型。在此基础上我们再去提升，总是还要再进步一点嘛！这是对于学问、学术的真诚，是对老师学术真诚地发展。傅老师之前也说过，教学生不是要培养"应声虫"，我说是阳虚寒湿，大家都说是阳虚寒湿，就像合唱班一样的。不是那样的。而是说，总有一两个不一样，在这不一样之中去生长新的。这样才是对老师真诚地尊重、对学问真诚地发展。

温阳除湿再挖掘：扶正祛邪

学生：很多患者普遍都有明显水气泛滥的表现，但是把温阳除湿用上，过一段时间效果就没有刚刚开始那么明显。温阳除湿的大方向应该是对的，但是怎么让患者的生理进一步恢复正常，我还不是很清楚。傅老师也讲过，他更多地是从后天脾胃或者脾肾同调这个角度去处理。还有除湿这方面，我最近又读了一些温病的经典，体会到湿的不同状态，在不同脏腑、不同部位的表现不一样。所以除湿这个法，进一步，除了从脾肾的角度，怎么样从脏腑生理的角度，能够调整到让患者自身的稳态恢复。

也就是说，我只是体会到湿邪是一个影响比较宽泛、比较大的一个问题，从经典医籍上及名家著作上可以看到大家对这个问题的思考。后世温病学在湿邪这个问题上写了很多对文章，不断开拓了思路，也能够不断体会到湿气在身上不同的状态及跟脏腑之间的关系。我今天提的问题：第一步，主要是怎么样除掉湿邪？第二步，怎么样去维持人体正常生理，让它自己能够维持？这是更大的一个难题。关键在于怎么去突破这一层——从对症治疗，到调节脏腑和生理功能。有时候很难去突破，大部分就停留在对症处理。这是我今天提这个问题，希望曾师兄谈一谈。

曾俊辉：这涉及对湿气本质的认识。傅老师所代表的川派伤寒这一脉以"温阳除湿"为基本手法。

温阳是什么？是扶正。温阳为了扶正。除湿是什么？是主要的祛邪手段。这既是目的之一，也是手段之一。为什么人体会广泛存在湿气？换句话说，湿邪作为邪气代表具有普遍性，至少在四川地区是这样。那么，除湿作为祛邪手段就具有普遍性。

脏腑功能不协调，首先导致气和津液的运行障碍。津液停留下来形成痰饮水湿。这种现象是比较普遍的。所以，一些症状的直接原因就是湿。这就是功能失调——邪气——症状。

这种湿气、邪气会以多种状态广泛存在于多个部位。比如说，汽化的状态、水液的状态，甚至凝聚起来的成形的有形之湿的状态，比如水肿、囊肿、包块等。当然不限于这些状态。也可以从津液角度影响其他方面，比如津液运行障碍，停凝，使血分运行受阻，导致瘀血，甚至痰瘀互结的复杂情况。

但是要注意，处理这个问题，我们直接针对引起某些症状的直接原因，也就是湿邪。反过来说，湿邪是我们认识的具有普遍性的邪气，是我们处理的主要病理要素。"温阳除湿"的"除湿"，是具有广泛意义的祛邪。通过处理湿邪、流动津液，配合相应的手法，以处理其他邪气。除湿不仅仅是针对湿邪本身，通过除湿可以处理其他邪气；相应地，营卫气血深入联动才能深入除湿。除湿的基本手法，比如利水、燥湿、行气、发散等，都是直接针对症状生成的直接原因、针对湿邪本身。但是，怎么能把除湿作为广泛祛邪的手段扩展开。

湿邪本身在中医基础理论架构里和肺、脾、肾三脏密切相关，和阳气的运行相关，和寒相关等。那么，怎么样深入去除湿？怎样祛邪得"尽"？实际上考虑的是怎么样不生湿邪、少生湿邪。这是要把生成湿邪的机制调整过来，要恢复脏腑功能，正复则无邪。

怎么去恢复脏腑功能？要恢复脏腑功能，首先要认识到什么是正常的脏腑功能，以及五脏所代表的各个系统，各个生理层次、通路、节点之间的相关关系。以此，就能通过调整五脏及各个相关关系之间的协调达到正复邪祛。祛邪是为了恢复正常生理，恢复正常生理即无邪。

一般说来，只限于湿邪、除湿本身，始终是有限的。只把思维局限在湿邪这个范围，就没有能够深入"温阳除湿"治法的本质。把湿邪和人体状态、疾病联系起来，是要认识到内生邪气（湿）是怎么样出现的，为什么具有普遍性，处理湿邪为什么既是手段又是目的。关键在于调整五脏的状态，并以此为着眼点而不是湿邪本身。要调整五脏状态，要知道正常的五脏状态是怎么样的（标准模型、经典架构）。另外，要认识到患者的五脏状态是怎么样的（现实情况、局面、关系），然后怎么样通过手法、角度、力度去切入（应用合适的思维工具及实现方式），通过组织、调整目前状态去建立一个和谐的发散结构。这是治本，而不只是针对湿气去除湿。

举个例子。大家可能对治包块、结节感兴趣，我也治了很多包块、结节，效果也都还不错。当然，各个案例有各个案例的特点，各个案例有各个案例的用药思路。大家要理解，有时候不只是用散结药去散结，不只是薏仁米、浙贝母、生牡蛎、山慈菇、夏枯草、海藻、昆布等去散结；也不只是活血化瘀药就散了结。当然，用活血化瘀法比直接用散结药针对结聚的痰湿要更进一步。这是认识到且利用了痰饮水湿跟血分的关系。也不是只疏肝就散了结，但是疏肝也比只化痰除湿法更进一步。这是认识到痰湿结聚的位置可能跟焦膜之间有关系。三焦病、膜原病通过调整少阳厥阴的关系（比如给焦膜的邪气以阳明的出路），也就是我们讲过的，用他经之法解此经之病，调整了五脏及人体各层次关系去散了结。治病，直接针对疾病现象或者状态，直接针对引起症状的原因，实际上还可以再进一步。这一步在哪里？就在于你有没有足够的对五脏关系的认识、有没有足够的手段去调整五脏关系，同时在调整中去解决问题，所谓治标同时治本。可能散结药会有一些作用，但是，它们要充分发挥作用或者要见效、显效，那需要有强大的五脏关系的调整作为后盾和基础。这是关键。我们要深层次地去辨证论治，而不是浅层次地针对症状。

另外，傅老师也提过，有位患者带状疱疹了，找钟以泽老先生看病。开了什么处方呢？开了生脉饮加上山药。我们可以看出来，钟以泽老先生确实是高手，这样就把病治了。为什么没有用所谓治疗带状疱疹的药？我想，可能是因为他对患者的体质、对人体、对疾病有比较深入的认识，而不是直接针对带状疱疹。

所以，要把温阳除湿法打开和整个中医学融通起来，就要认识到温阳除湿所代表的实质是扶正祛邪。而怎么样去深入、持续地祛邪，就要认识到，祛邪就是扶正，扶正就是祛邪。其关键在于怎么样去建立一个正常的、和谐的、可持续的五脏关系，即发散结构。建立五脏关系，是要建立和谐的升降出入状态，综合起来就是发散结构。这就是要建立五脏的协调。升降出入大体上正常了，那么致病的直接因素就少了，也就是说，湿气（邪气）就少了。反过来说，温阳除湿这一脉认为，广泛致病的是湿气，但在其他流派、其他思维模型、临床路径上，有的就把湿看得不是那么重，不把湿作为一种具有普遍性的邪气的代表。其他认识路径是用其他调整方式去调整的。思维工具不同，所以实践手段不同，而此"不同"不是矛盾，而是深刻的相同、融通。

所以，从扶正祛邪的角度去认识温阳除湿，就能把温阳除湿的思维模型融化到中医学里去，从而获得更大、更深刻的视野。建立理论模型，从而获得更丰富的治疗手段（实践手段）以及思维工具（模型推演方式）。

温阳除湿：攻补兼备，调整全身

曾俊辉：我们上次谈到了温阳除湿为什么具有普遍性。因为温阳除湿拓展来看，是扶正祛邪。

傅元谋：是嘛（笑）。

曾俊辉：除湿是祛邪很重要的切入点，既是目的又是手段。以此"除湿"拉动水液代谢，同时也能够起到调畅气机、平衡阴阳等作用，其实际意义就不限于针对湿邪本身。

傅元谋：脏腑不协调的时候产生的病理环节本身就包含气滞、水液代谢障碍、瘀血等，湿、水是其中一个重要环节。气、血、水密切相关，调动水液就拉动各个层次。成都这个地方六淫湿为首得嘛！我们中医讲因地制宜，重点就要考虑这些。

曾俊辉：我们之前就强调，"温阳"的意义很多时候在"温阳"之外。也就是说，"温阳"本身不只是为了"温"，而是以此为扶正之抓手。那么，"温阳除湿"的"除湿"，本身也不仅仅是为了"除湿"，它既是目的也是手段，还兼顾了人体津液的流动等问题。

傅元谋：对，就是这样的。"湿邪"一旦阻滞，全身气机都不畅，所有的机能都逐渐降低。所以，我讲阳气旺盛有三个途径：从脾、从肾，还有一个从肝。从肝，就是要流通，就是要通畅。

曾俊辉：从《伤寒论》的五苓散、真武汤能够治疗全身津液停聚，并以此扩展治疗营卫气血多层次、多脏腑的疾病，我们就能够体会到"温阳""除湿"配合能够让全身流畅：以阳气和水液的流畅来促进人体整体机能的流畅。

傅元谋：就是这样。实际上，从这些思路就能够体会到，张仲景确实是充分利用了扶正祛邪，攻中有补、补中有攻。

　　傅元谋教授为吾恩师，为医勤于临床，精于辨证，大医精诚；为学醉心伤寒，深研经典，尊贤不泥；为师传道授业，桃李天下，春晖四方。

　　忆及二十年前，拜入恩师门下，甚幸得以聆听傅老谆谆教诲，弟子侍诊抄方，恩师耳提面命，尤感于恩师"试诊临床带教"：每位患者经学生四诊处置后再转与恩师把关审定，疑惑不解之处，恩师均知无不言，倾囊相授，使吾辈敢医能医，学仁心而得仁术！

　　"君子学以聚之，问以辩之。"今有曾俊辉医师，忧深思远之士，师承吾师，切温病之源，展伤寒之翼。侍诊期间，将恩师有关辨证论治及《伤寒论》之答疑解惑精华汇集整理，编撰成《辨证论治十讲》。望闻问切医之功，脉药方证医之学，曾俊辉医师学思践悟，无私无隐，书熟而理明，能解疑难杂症；理明而识精，能悟精术仁德。

　　《辨证论治十讲》已述吾师之辨证诊疗，又引吾辈之医道修行。鲁生何幸，既遇良师，又获益友，必当力学笃行，不负为医初心。

愚兄　鲁法庭

2022 年 7 月于蓉城金沙陋室